WER STARK, GESUND UND JUNG BLEIBEN
WILL, SEI MÄSSIG, ÜBE DEN KÖRPER,
ATME REINE LUFT UND HEILE SEIN WEH
EHER DURCH FASTEN ALS DURCH MEDI-
KAMENTE.

HIPPOKRATES

ANNELIESE UND DR. ERICH VON WECKBECKER

IN DANKBARKEIT GEWIDMET.

REGENERATION FÜR KÖRPER UND SEELE

LEBENSLUST
DURCH FASTEN

Dr. med. Eva Lischka | Dr. med. Norbert Lischka

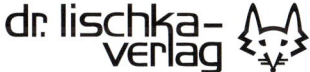

INHALT

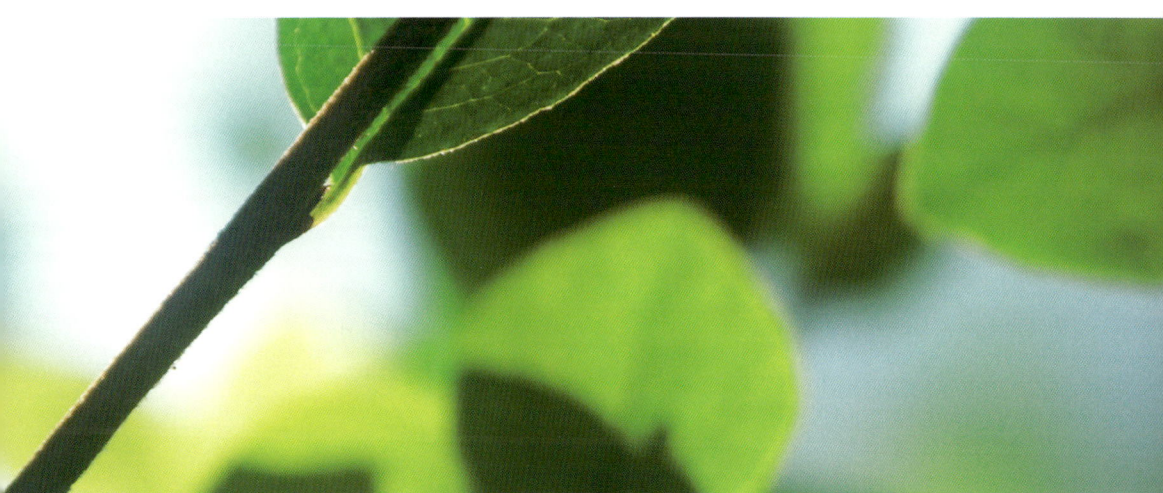

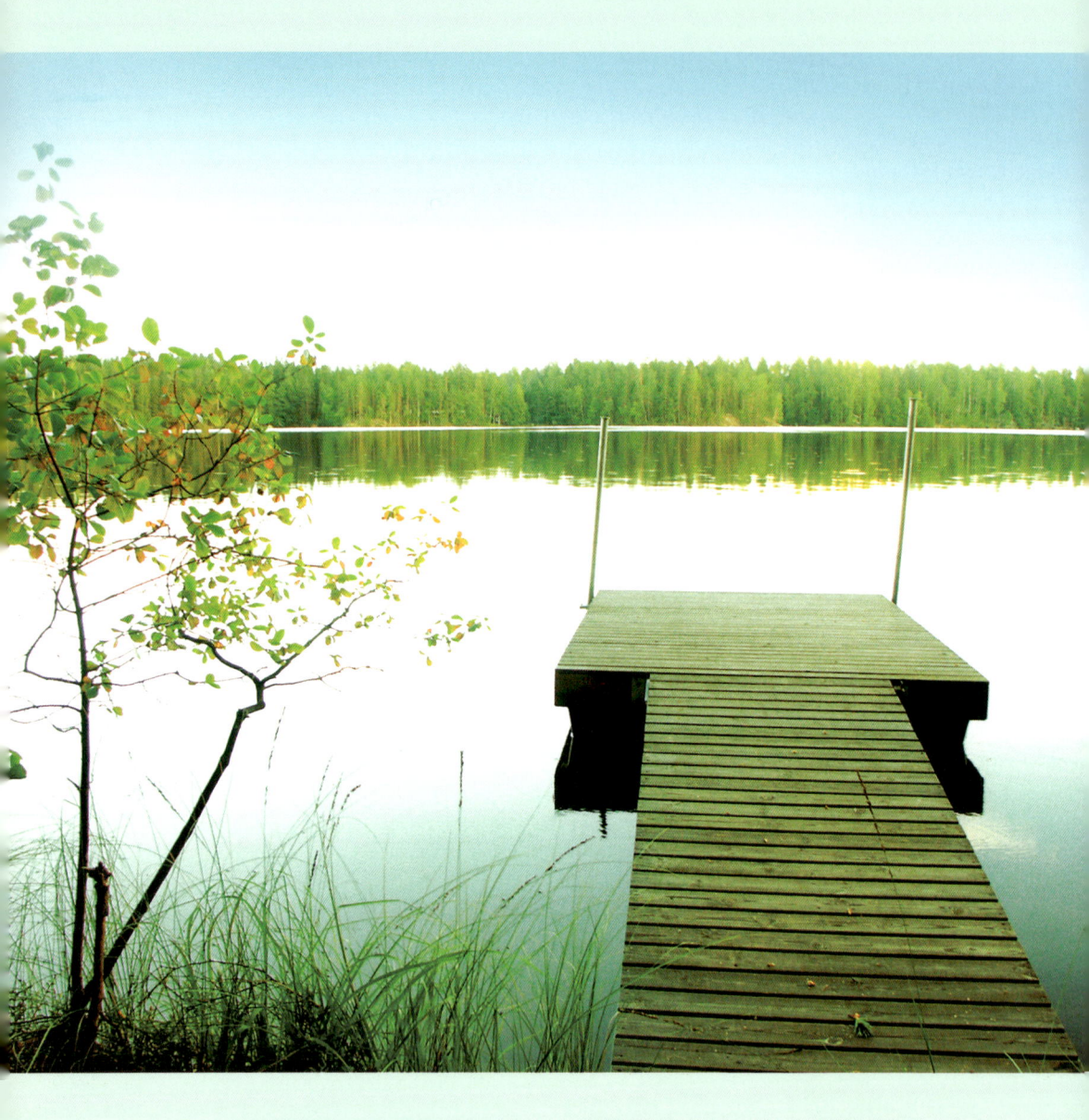

REGENERATION FÜR KÖRPER UND SEELE

Dr. Erich von Weckbecker

Heilfasten ist bei den meisten naturheilkundlich interessierten Patienten und Ärzten „in". Im Gegensatz dazu lehnen auch heute noch die meisten schulmedizinisch orientierten Patienten und Ärzte das Fasten ab. Nach allem, was ich in meiner Ausbildung zum Mediziner gelernt habe, verstehe ich das. Auch ich war früher der Meinung, dass die Naturheilkunde als Kurpfuscherei schon längst hätte verboten werden müssen. Vor allem wegen meiner wiederholt schweren Krankheiten hatte ich Medizin studiert, um einen Weg aus der Krankheit zu finden. Nach Beendigung des Krieges und Abschluss meines Studiums war ich dann an einem großen Krankenhaus in München, um eine möglichst umfassende Ausbildung zu erwerben, in der inneren Medizin tätig. Gesundheitlich ging es mir aber ständig schlechter. Und als ich mit meiner Ausbildung zum Internisten fertig war, war ich auch mit meiner Leistungsfähigkeit am Ende. Mit 30 Jahren wollte ich den Arztberuf aufgeben, in der Überzeugung, die erforderlichen Leistungen nicht mehr erbringen zu können.
Erst als mich meine Medizin praktisch im Stich gelassen hatte - die Hilfen reichten nur vorübergehend in akuten Krankheitsstadien - war ich bereit, nach Heilungsmöglichkeiten außerhalb der gelernten Medizin zu suchen. Ich erinnerte mich, dass ich 1942 als Soldat von dem damals obersten internistischen Berater des Wehrkreises, Herrn Professor Grafe von der Universität Würzburg, wegen chronischer Nephritis vier Wochen ins Lazarett Bad Brückenau geschickt worden war. Also wollte ich mit dieser Therapie wieder beginnen. Durch Zufall fand ich aber Aufnahme in dem Kneipp-Krankenhaus St. Josef, das damals von Ordensschwestern geführt wurde. Die leitende Therapieschwester meinte damals zu mir: „Herr Doktor, Sie sollten einmal eine richtige Kneipp-Kur durchführen. Die würde Ihnen sicher sehr gut tun." Während ich früher über ein derart „unsinniges" Ansinnen einer Schwester nur gelächelt hätte, war ich nun offen für ein solches Angebot, und so machte ich meine erste Kneipp-Kur.

Damals hatte ich noch mikroskopisch Blut im Urin, von meiner infektiösen Leberentzündung mit Gelbsucht aus dem Krieg eine geschwollene Leber und Magengeschwüre und war ständig erschöpft. Nach Anweisung der Schwester sollte ich reichlich essen, da die Wasserkur zehre. Ich war also folgsam und wurde dazu noch fest nach Kneipp gebadet. Statt der erwarteten Besserung ging es mir aber immer noch schlecht. Die Magenschmerzen verstärkten sich. Vermehrt war Blut im Urin, die

„Mein Weg in die Naturheilkunde, insbesondere zur Ernährungstherapie mit Heilfasten, zur physikalischen Bewegungs- und Ordnungstherapie, gab mir Hoffnung auf Gesundung."

Leber drückte. Nach Beendigung der Kur war ich erschüttert über meinen schlechten Zustand. Das „Wasserpanschen" nach **Kneipp** war nach meiner früheren Vorstellung völlig wirkungslos und daher unsinnig. Die Begriffe aus der Naturheilkunde „Rückvergiftung" und „Reaktion" waren in meiner medizinischen Vorstellung nicht vorhanden.

Als es mir aber nach einem Vierteljahr plötzlich immer besser ging, wurde mir klar, diese Kneipp-Behandlung hatte für mich eine Schlüsselfunktion. Es war ein Erlebnis und ein Zeichen, wo mein Weg zur Gesundheit zu finden war: In der Naturheilkunde. Eine harte Lehre war nötig gewesen, nämlich eine Serie von schweren Krankheiten.

Um meinen naturheilkundlichen Horizont zu erweitern, leitete ich damals für das balneologische Institut in München wissenschaftliche Arbeiten in Bad Wörishofen und lernte so die Leistungs- und Wirkungsmöglichkeiten dieser Medizin kennen. Bei meiner Arbeit in Wörishofen wurde mir klar, dass die gesamten physikalischen medizinischen Maßnahmen nur einen Teil naturgemäßen medizinischen Denkens und Handelns darstellten. Es wurde immer deutlicher, dass Ernährungstherapie, in Konsequenz dazu die Fastentherapie, ein entscheidender Faktor bei der Gesundung und Gesunderhaltung

des Menschen ist. Ein Kneipp-Ärztekurs brachte mir weitere Kenntnis über die Wirkungen. Das richtige Verständnis für die biologischen Abläufe und Gesetze erfordert allerdings viel Erfahrung und Lernbereitschaft.

Nur einige Stationen seien hier erwähnt: Nach Kneipp kam ich zu **Waerland** und seiner Darstellung der Gesundheit. Beeindruckend, dass seine Ernährungsumstellung auf lakto-vegetabile Kost durch eine Fastentherapie eingeleitet werden musste.

Über die **F.X. Mayr**-Therapie wurde ich nicht nur durch den Mayr-Ärztekurs unterrichtet, sondern ich konnte 1960 auch noch mit F. X. Mayr selbst seine Fastentherapie besprechen, ebenso mit **Dr. Otto Buchinger** sen., der mich 1957 über seine Fastentherapie informierte.

Hildegard von Bingen empfiehlt ebenfalls das Fasten, ohne aber Hinweise auf die Art und Weise zu geben. Das Fasten war offensichtlich bereits vor 1000 Jahren allgemein üblich. Sie hebt aber hervor, dass man nur unter fachkundiger Leitung, die auch die Dauer des Fastens festlegen muss, fasten darf. Deshalb sollte unbedingt ein Fastenarzt zu Rate gezogen werden, wenn man sich heute für diese Therapie entscheidet. Über viele interessante und wichtige Fakten wird später noch zu berichten sein.

ES GIBT NICHTS GUTES, AUSSER MAN TUT ES.

Auf einige Grundsätze möchte ich noch hinweisen:

1. Man muss bereit sein, für seine Gesundung und Gesunderhaltung etwas zu tun. Eine **Einführung durch einen Fastenarzt** ist daher erforderlich.

2. Eine **Heilung** von Beschwerden, vor allem **chronischen Krankheiten**, ist in der Regel **durch eine ambulante Behandlung nicht möglich**. Die Umschaltung des vegetativen Nervensystems in den Heilungsprozess setzt meist voraus, dass der Patient aus seinem häuslichen Milieu herausgeholt werden kann und eine ständige stationäre Überwachung möglich ist. Die richtige Durchführung einer Fastentherapie kann uns auch Fastenkrisen - Heilungskrisen - ersparen helfen.

3. Heilung von Krankheiten lässt sich nur erreichen, wenn man den Heilungsprozess richtig einleitet. Dazu bedarf es meist eines **Fastenzeitraumes von wenigstens drei Wochen** und einer **Abfastenzeit von ca. einer Woche**. Stressfolgen, Überforderungssyndrome und Ähnliches können auch mit kurzem Fasten erstaunlich schnell und gut behoben werden.

4. Heilung ist ein ständiger Prozess. Wenn man mit einer kombinierten Fastentherapie einen **Heilungsprozess** in Gang halten will, muss nach der Entlassung aus stationärer Überwachung und Leitung „das ins Wachsen gekommene Gesundheitspflänzchen" zu Hause weiter gegossen und gepflegt und **nach spätestens einem halben Jahr** umgetopft werden, das heißt nochmals **mit ca. zwei Wochen durch erneutes Fasten aktiviert werden.** Auch die Fortführung der weiteren notwendigen Maßnahmen ist dann mit dem Fastenarzt zu besprechen.

5. Das **Heilfasten** ist eine interdisziplinäre Therapie. Da Fasten allgemein die Abwehr-, Heilungs- und Regenerationskräfte aktiviert, kann es oft mit erstaunlichem Erfolg **bei den meisten Krankheiten eingesetzt werden.** Die Beratung durch einen erfahrenen Fastenarzt ist dabei sehr wichtig.

6. Es ist bei der heutigen Lebensweise nicht leicht, unserer Natur gerecht zu werden. Es lohnt sich daher, eine Hilfe zu haben, in der man nachlesen und sich Anwendungen aussuchen kann, die zu Hause und auch im Arbeitsrhythmus durchführbar sind.

Bei Ihrer stetigen weiteren Gesundung und Gesunderhaltung wünsche ich Ihnen viel Freude und Erfolg.

Es lohnt sich, dieses Buch zu lesen - zur Erinnerung und Auffrischung richtiger Vorstellungen und zum Aussuchen rechter Hilfen, die eine Durchführung zu Hause erst ermöglichen.

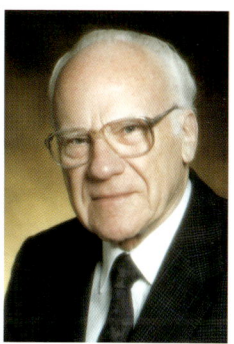

Dr. Erich von Weckbecker

**Sehr verehrte Leserin,
sehr verehrter Leser,**

ein Wort an Sie alle, die Sie aktiv nach Gesundheit und Wohlergehen suchen. Sie möchten gesund werden und bleiben mit Hilfe einer Medizin, die der Natur des Menschen gemäß ist. Sie wollen die heilbringenden Kräfte nutzen, die unseren Körper Tag für Tag vor Krankheit schützen und ihn abwehrstark gegenüber Eindringlingen aller Art machen.

Aber mehr noch. Sie wollen sich der heilenden Kräfte bedienen, die die Natur um uns herum bereitstellt. Da gibt es Wasser und Luft, da gibt es helles, warmes Licht und kühle, dunkle Nacht. Wir kennen sowohl Trockenheit und Dürre als auch üppige Feuchtigkeit. All diese unterschiedlichen Zustandsformen der Natur finden wir in den verschiedenen Erscheinungsformen, nicht zuletzt auch widergespiegelt in den Krankheiten des Körpers.

Und da sind all die Pflanzen, die Kräuter, mit denen wir Menschen, ob wir sie nun als Pharmakon (Arzneimittel) oder als Nahrungsmittel benutzen, in einer engen Wechselbeziehung stehen. Immer wieder werden wir bei unseren Überlegungen auf dieses Geben und Nehmen zwischen Mensch und Natur, die ihn ja hervorgebracht hat, zurückkommen. Immer wieder werden im Zentrum unseres medizinischen Denkens und Handelns die körpereigenen Heilkräfte stehen, wird es dieser innere Arzt, Archäus (der Alte, der Allwissende) sein, vor dem wir uns verneigen. Denn er ist es, der auch ohne menschliches Zutun, ohne Arzt und High-Tech-Medizin, den natürlichen Fluss der Dinge steuert und das Wundergebilde Mensch gesund, leistungs- und vermehrungsfähig erhält.

Heraklit vertieft diesen Gedanken, indem er sagt: „Der Mensch kann nur aus sich selbst gesund werden. Kein anderer kann ihn gesund machen." Der Kranke aber leidet an dem Widerspruch, dass er seine Heilkräfte nicht mehr mobilisieren kann, er ist ja krank. Die Synthese muss also sein: Der Arzt sollte zum Helfer beim Prozess der Selbstgesundung werden – selbst gesunden nach den Gesetzen der menschlichen Natur und unter Zuhilfenahme der uns innewohnenden Heilkräfte. Aber welche Kräfte hält die Natur von sich aus bereit? Wo müssen wir sie suchen?. Der Vater aller Ärzte weist uns den Weg. „Eure Nahrung", so betont Hippokrates, „sei Euer Pharmakon, und Euer Heilmittel sei Eure Nahrung. Die vornehmste und wirkungsvollste Art aber, Euren inneren Arzt wirken zu lassen, besteht im Weglassen aller Nahrung und dem damit Wachwerden wunderbarer Heilkräfte."

„Ist denn Fasten nicht gefährlich?" Auf diese Frage antworten wir oft: „Für Sie bedeutet nicht das Fasten eine Gefahr, sondern mit Ihrem gefährlichen Essverhalten basteln Sie die Zeitbombe, die in Ihnen tickt." Entschärfen Sie diese Bedrohung, indem Sie einer Müllverbrennungsanlage gleich Ihre angehäuften Depots benutzen, um die täglich benötigte Stoffwechselenergie zu erzeugen. Dabei entwickelt der

Körper ein sicheres Gespür, worauf er verzichten kann und was er ausscheiden möchte.

Wir liegen vom ersten Tag an auf dem Operationstisch der Natur. Fasten wird zu Recht als Operation ohne Messer bezeichnet. Abgebaut werden Fettgewebe, Ablagerungen in Blutgefäßen, durch Entzündungen entstandene Eiweißablagerungen und ähnlicher Ballast.

Weglassen aller Nahrung, freiwilliger Verzicht also – und schon haben wir den Bogen zu unserem spannenden Thema geschlagen. Dieses Buch soll Ihre Neugierde wecken, Ihnen Wissenswertes über das Heilfasten vermitteln und Ihnen Mut machen, das Fasten für sich als Quelle neuer Lebensfreude und Leistungsfähigkeit zu entdecken.

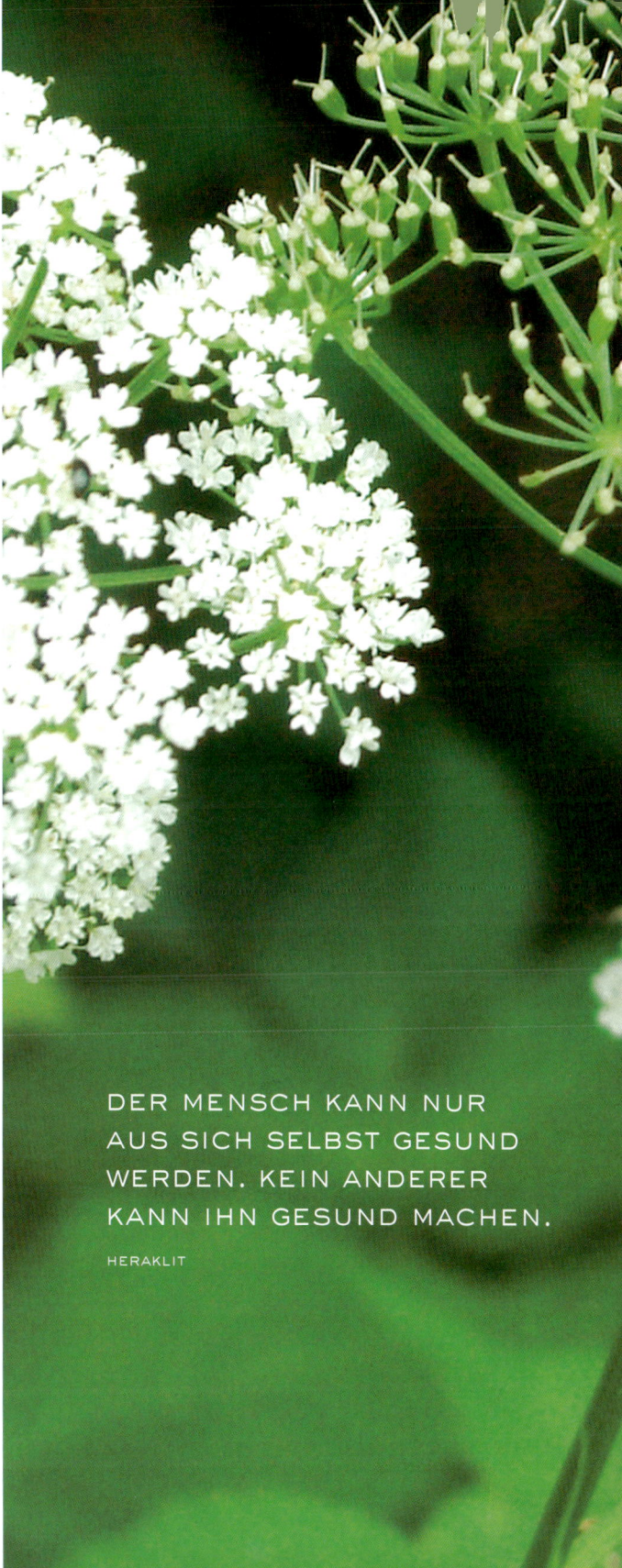

DER MENSCH KANN NUR AUS SICH SELBST GESUND WERDEN. KEIN ANDERER KANN IHN GESUND MACHEN.

HERAKLIT

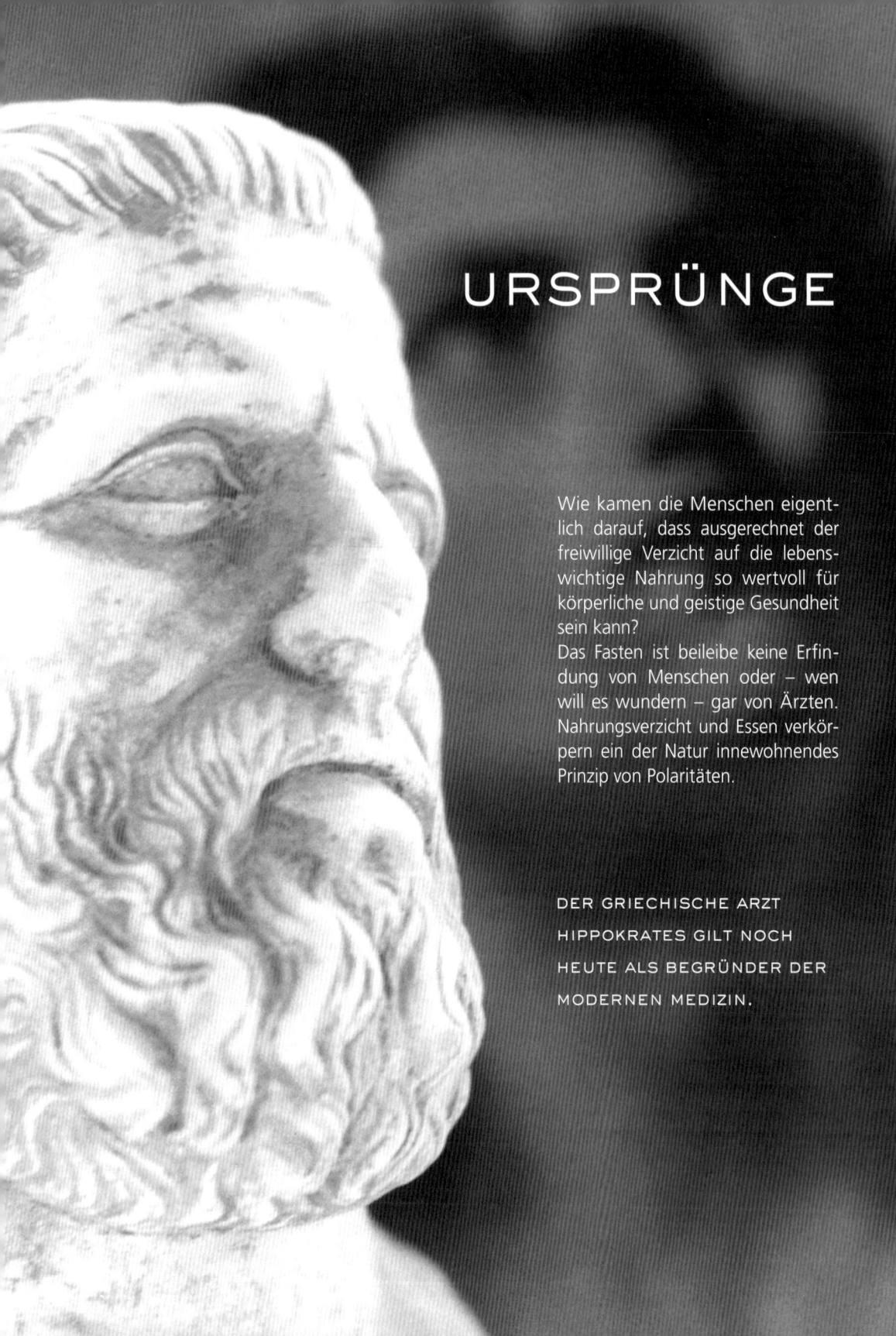

URSPRÜNGE

Wie kamen die Menschen eigentlich darauf, dass ausgerechnet der
freiwillige Verzicht auf die lebens-
wichtige Nahrung so wertvoll für
körperliche und geistige Gesundheit
sein kann?
Das Fasten ist beileibe keine Erfin-
dung von Menschen oder – wen
will es wundern – gar von Ärzten.
Nahrungsverzicht und Essen verkörpern ein der Natur innewohnendes
Prinzip von Polaritäten.

DER GRIECHISCHE ARZT

HIPPOKRATES GILT NOCH

HEUTE ALS BEGRÜNDER DER

MODERNEN MEDIZIN.

Selbstverständlich ist für uns der Wechsel von Tag und Nacht. Wir wissen, dass es ohne Wachen kein Schlafen und ohne Bewegung keine Ruhe gibt. Ein Sommer braucht den Winter und Kälte ist nur aus der Empfindung der Wärme heraus vorstellbar. Wie kann es Freude ohne Trauer geben?

Unter diesen polaren Gesetzmäßigkeiten läuft das gesamte Leben ab. Nach diesen Grundsätzen vollziehen sich alle Vorgänge im Kosmos. Viele Lebewesen verbringen Zeiten ohne Nahrungsaufnahme.
Den instinktgebundenen Nahrungsverzicht kennen wir vom kranken, verletzten Tier. Tiere können auch Zeiten, in denen feindliche Umweltbedingungen herrschen, ohne Nahrungsaufnahme gut überdauern. Wir kennen z. B. den Winterschlaf des Grizzlybären. Wir wissen, dass Pinguine während ihrer halbjährigen Brutphase keine Nahrung zu sich nehmen.

Auch wir Menschen „fasten" unbewusst, zumindest in der Zeit zwischen Abendmahlzeit und Frühstück. Aus diesem Grund bezeichnen die Angelsachsen ihr Frühstück als Fastenbrechen: „breakfast". Auch kranke Menschen sind oft appetitlos und verweigern die Nahrung aus einem gesunden Instinkt heraus. Mensch und Tier sind also mit der Fähigkeit zu fasten ausgestattet.
Für Mangelzustände ist unser Körper besser gerüstet als für die Bewältigung von Überfluss, wie wir am Ansteigen der Zivilisationskrankheiten sehen.

KURZE KULTURGESCHICHTE DES FASTENS

Sowohl in der Geschichte der Medizin als auch in der Religionsgeschichte waren die Funktionen von „Heiler" und „Priester" in ein und derselben Person vereint. So war der Arzt, griechisch „iatros" lateinisch „medicus", nicht nur für den Körper des Menschen, sondern auch für seine Seele verantwortlich. Genauso wenig war der Priester, lateinisch „sacerdos", nur für das Seelenheil der ihm Anvertrauten verantwortlich, sondern besaß oft sehr gute Kenntnisse in der medizinischen Heilkunst. Aus dem Gedanken der „religio" heraus, also der Verbindung des Menschen mit Gott, entstand in vielen Kulturen eine heilige Verbindung Gott - Priester - Arzt. Daher ist der Ursprung der Fastentradition nicht nur auf materiell körperlicher Ebene, aber auch nicht nur auf spirituellem Niveau zu suchen. Die bereinigende Wirkung des Fastens trägt bereits in ihren Wurzeln den Anspruch, sowohl Körper als auch Seele zu dienen. Die Frage, wann und wo auf dieser Welt aus der instinktiven Nahrungsenthaltung ein bewusstes Fasten, also eine geistige, aktive Leistung entstanden ist, führt uns zu zahlreichen Quellen in den alten Kulturen.

Die Naturreligionen

Nahrungsverzicht und Essen verkörpern ein der Natur innewohnendes Prinzip von Polaritäten.

Das Wort Fasten, das sich aus dem germanischen „fest" im Sinne von festhalten an den Fastengeboten herleitet, macht deutlich, dass es sich um einen freiwilligen Verzicht oder eine verordnete medizinische Maßnahme, nicht aber um ein schicksalhaftes, auferzwungenes Hungern handelt.

In den Naturreligionen herrschte die Vorstellung, dass in allem Lebendigen, sowohl den Pflanzen, als auch den Tieren, magische Kräfte wohnen. Diese magischen Kräfte konnten für den Betreffenden einen stärkenden oder einen schwächenden, ja gar dämonischen Effekt in sich bergen. Man konnte z. B. durch den Verzehr von Tierblut dämonische Kräfte in sich aufnehmen. Schwächende Kräfte, wie z. B. Trauer oder Angst, machten die Seele des Menschen besonders anfällig, von Dämonen in Besitz genommen zu werden. Somit lag die Vorstellung nahe, dass durch Meiden tierischer Nahrung ein hervorragendes Mittel zur Verfügung stand, um dämonische Besessenheit auszutreiben. Es fällt auf, dass im Fasten also immer körperliche und seelische Bereinigung aufeinandertreffen.

Der Hinduismus

In einer der ältesten uns bekannten Weisheitslehren, dem Hinduismus, ist schon einige tausend Jahre vor Christus etwas detaillierter und anschaulicher nicht nur von der Nahrungsenthaltung, sondern auch von dem Gebot, richtige und reine Speisen zu sich zu nehmen, die Rede. Fügt man sich den Geboten nicht, kann es sein, dass im ewigen Kreislauf des „Samsara" also der immer wechselnden Erscheinungsformen der Reinkarnation (Wiedergeburt), ein Mensch, der verbotenen Alkohol trinkt, seine Wiedergeburt als Käfer, als Wurm oder als Eidechse erlebt. Im Hinduismus bedeutet Fasten einen Teil der Religionsausübung. Die Hindus pflegen ein eintägiges Fasten während des fünften Monats, „Schiva-Fasten", sowie das Fasten im fünften Monat des Hindu-Jahres „Sravan".

Aus dem gleichen Kulturkreis kommend entwickelte Mahawira, der im 5. Jahrhundert vor Christus lebte, den Dschainismus (von „Jina": Sanskrit: „der Sieger"), eine Lehre, die der Seele durch Fasten und Meditation Erlösung bescheren sollte. Das Fasten wird als höchste Anbetungsform Gottes erlebt und erleichtert die Erlösung der Seele aus dem Geburtenkreislauf. Mahawira hielt es für besonders verdienstvoll, seinem Leben durch Fasten ein Ende zu setzen. Heute wird im Dschainismus dieses tödliche Fasten nicht mehr gefordert.

Die entscheidende Rolle spielt eine streng asketische Erlösungslehre. Diese beinhaltet als obersten Leitsatz das Verbot der Tötung aller lebenden Wesen. Weitere Prinzipien sind Keuschheit, Verzicht auf Besitz, Wahrhaftigkeit und Gewaltlosigkeit.

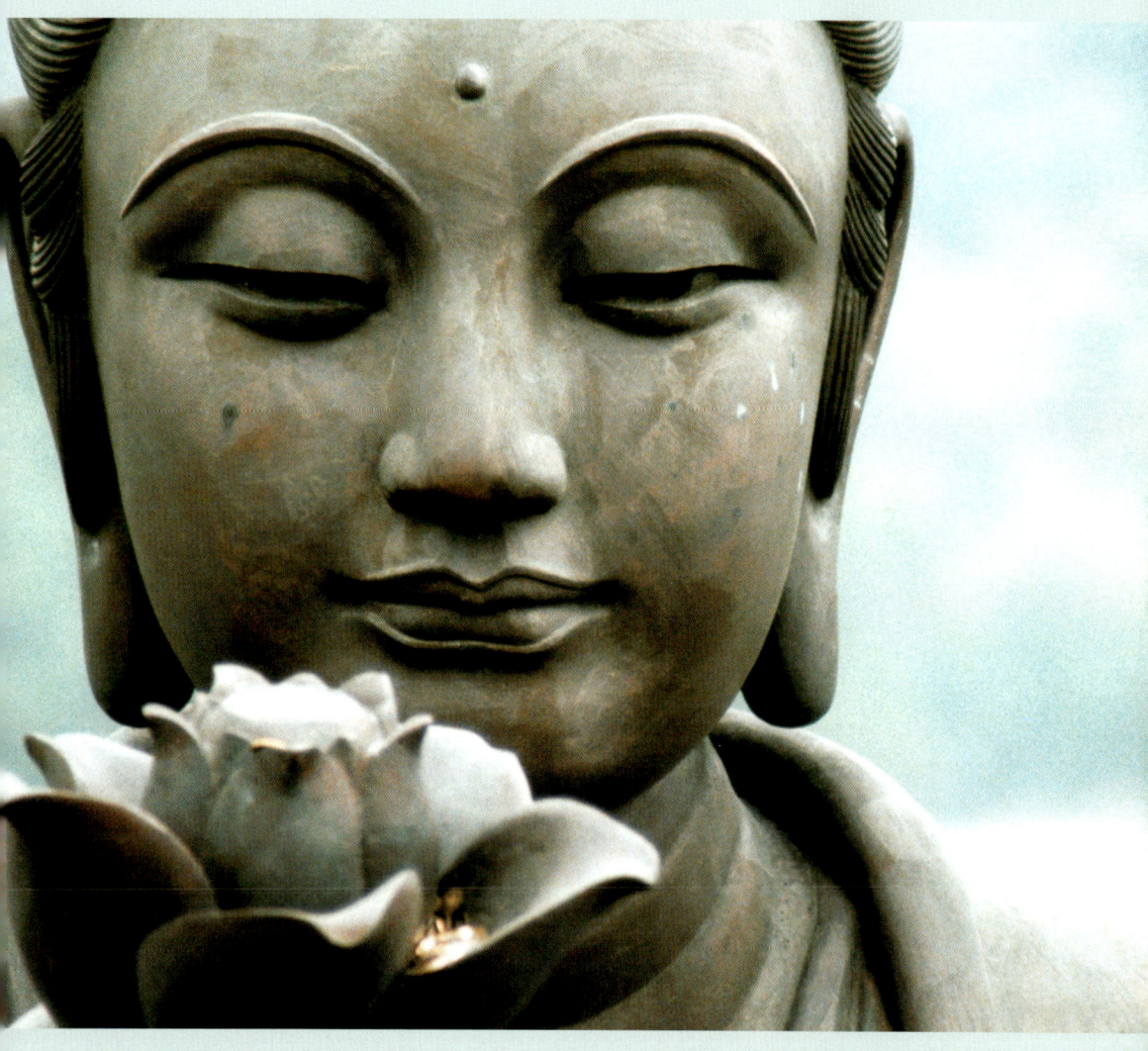

Der Buddhismus

In jungen Jahren, Siddharta war gerade 29, verließ er Heimat, Frau und Kind, um durch Fasten auf dem Pfad der Erleuchtung voranzuschreiten. Etwa sechs Jahre lang lebte er lediglich von Samen und Gräsern. Über die Askese hinaus widmete sich Siddharta der Meditation und entwickelte sich zu einem Buddha, einem Erleuchteten. Ziel seiner Lehre ist das Anstreben einer heiteren Gelassenheit in dem Wissen, dass alles vergänglich ist, alles fließt und sich alles wandelt. In den von ihm formulierten vier edlen Wahrheiten vermittelt er einen ausgewogenen Weg zwischen Genuss und Askese.

Buddha
(der Erleuchtete)
Siddharta Gautama
lebte um 550 bis
480 v. Chr.

Der Shintoismus

Die japanische Volksreligion des Shintoismus kennt Opfer und Gebete, die von den Göttern nur dann angenommen werden, wenn der Gläubige äußerlich und innerlich rein ist. Deshalb dient das Fasten einem Prozess der innerlichen Läuterung bei der Vorbereitung auf kultische Handlungen.

Der Islam

Dem Religionsstifter des Islam, Mohammed (570-632 n. Chr.), soll nach längerem Fasten der Koran offenbart worden sein. Der Monat dieser Offenbarung gilt als heilig und wird als Ramadan bezeichnet, was so viel bedeutet wie „sich in Ruhe befinden". Dieser Fastenmonat wird noch heute in allen arabischen Ländern geachtet. Unter Ramadan verstehen wir den neunten Monat des muslimischen Mondjahres. In dieser Zeit verzichtet der Gläubige vom Aufgang der Sonne bis zu ihrem Niedergang auf Essen und Trinken, auf das Rauchen von Tabak und auf Geschlechtsverkehr. Außerdem fastet der Moslem auf der Pilgerreise nach Mekka insgesamt zehn Tage. Religiöses Fasten gehört also neben Beten und dem Geben von Almosen zu den Pflichten jedes gläubigen Moslems.

Dr. Otto Buchinger jr. im Irak

Der deutsche Fastenarzt Otto Buchinger jr. hat mit islamischen Freunden einmal das Ramadan-Fest absolviert: „Freilich faste ich auch nachts strenger nach der uns geläufigen Buchinger-Weise".
1970 hält er in Bagdad vor der Iraki Medical Association einen Vortrag über das moderne Fasten. Dem Deutschen dünkt, in der Heimat des islamischen Fastens über eben dieses Thema zu sprechen, könne etwas ähnliches sein wie die Anstrengung, Erdöl in den Irak zu tragen. Dennoch belehrt er die saudiarabischen, syrischen, kuwaitischen und türkischen Kollegen, er halte die islamische Fastenpraxis aus ärztlichen Gründen für reformbedürftig. Der Christ ruft es den Muslimen zu: „Fasten ist gut für Euch, wenn ihr es nur begreifen könntet", so steht es über der zweiten Säule des Korans, aber der deutsche Ruf in der Wüste verhallt ungehört.
(„Die Zeit" Nr. 10, 1.März 1985)

Diätvorschriften aus dem Koran

- Die Diät ist das Mittel erster Ordnung
- Der Magen ist der Schlupfwinkel der Krankheit
- Man bleibt niemals gesund, wenn man den Magen füllt
- Man darf sich durch Essen und Trinken nicht verbrauchen
- Zuviel Essen ist der Vater aller Übel
- Die Beherrschbarkeit ist die Mutter aller Heilmittel

Griechen und Römer

Die Opferzeit für ihre Toten und die Sühnegötter bereiteten die Griechen durch Fasten vor. Bei Kulthandlungen zur Verehrung der Gottheiten Zeus, Poseidon, Hera, Demeter, Athene, Aphrodite und Apollo hatte die rituelle Nahrungsenthaltung einen festen Platz.

Die homerischen Texte berichten, dass Hades, der Gott der Unterwelt, Kore, die Tochter der Fruchtbarkeitsgöttin Demeter, entführte. Aus Protest fastete Demeter. Die Erde wurde unfruchtbar, da die Göttin ihren Aufgaben nicht mehr nachkam. Hungersnöte auf der Erde verursachten Unruhe in der Götterwelt. Hades wurde gezwungen, Kore wieder frei zu lassen. In Erinnerung an diese Befreiung fasteten die Griechen im Frühjahr und Herbst und begingen so das Fest der eleusinischen Mysterien, benannt nach der Stadt Eleusia, wo Kore nach ihrer Entführung freigelassen worden war. Pythia, die bekannte Wahrsagerin des Orakels von Delphi, schärfte ihren Blick in die Zukunft durch Fasten vor Verkündigung eines Spruches.

Auch antike Philosophenschulen entwickelten ihre Fastentraditionen, sowohl die eher genussorientierten Epikureer als auch die Neuplatoniker, Stoiker und die Kyniker.

Pythagoras ließ seine Schüler zur Schärfung ihres Verstandes 40 Tage fasten.

Bei den Römern bereiteten sich Priester und Priesterinnen durch Fasten auf die Begegnung mit der Gottheit vor. Auch der römische Philosoph Seneca und der Staatsmann Cicero setzten das Fasten zur Steigerung ihrer geistigen Leistungsfähigkeit ein.

DER GEIST ERKENNT DAS INNERSTE DER NATUR ALLER DINGE, WENN ER VORBEREITET DURCH NÜCHTERNHEIT IN ESSEN UND TRINKEN NACHTWACHE HÄLT.
CICERO (106 - 43 V. CHR.)

Der jüdisch-christliche Kulturkreis

Der Verkünder der Zehn Gebote, Moses, und der Prophet Elia fasteten 40 Tage.

Von Esther ist überliefert, dass sie durch dreitägiges Fasten mit ihrem Volk den Perserkönig umstimmen und die Vernichtung des jüdischen Volkes abwenden konnte.

Im alten Juda lebten auch die Sekten der Essener und Nasiräer streng vegetarisch und pflegten Fastenzeiten von bis zu 40 Tagen.

Wer das Fasten in der christlichen Tradition verfolgt, stößt zuerst auf das vierzigtägige Fasten Jesu in der Wüste als Vorbereitung auf seinen öffentlichen Weg. In der Bibel wird der Begriff „Fasten" unterschiedlich verwendet. Wir finden darunter folgende Anleitung:

- Verzicht auf Nahrung und Flüssigkeit für maximal drei Tage, was gesunden Menschen durchaus möglich ist
- Verzicht auf feste Nahrung, aber Zufuhr von Flüssigkeit, wie z. B. bei Jesus
- Verzicht auf bestimmte Speisen und Getränke, wie z. B. Fleisch, Wein etc.

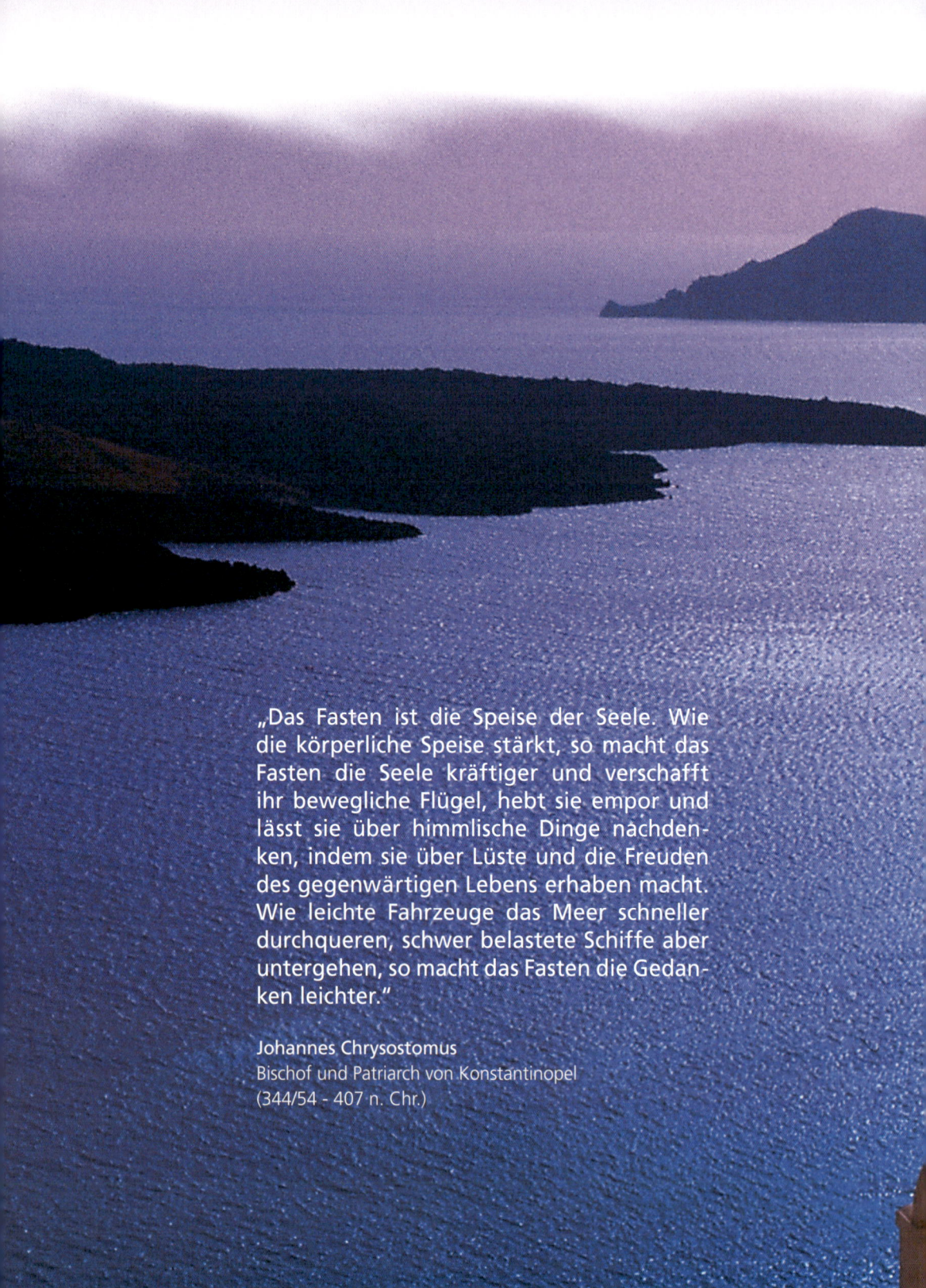

„Das Fasten ist die Speise der Seele. Wie die körperliche Speise stärkt, so macht das Fasten die Seele kräftiger und verschafft ihr bewegliche Flügel, hebt sie empor und lässt sie über himmlische Dinge nachdenken, indem sie über Lüste und die Freuden des gegenwärtigen Lebens erhaben macht. Wie leichte Fahrzeuge das Meer schneller durchqueren, schwer belastete Schiffe aber untergehen, so macht das Fasten die Gedanken leichter."

Johannes Chrysostomus
Bischof und Patriarch von Konstantinopel
(344/54 - 407 n. Chr.)

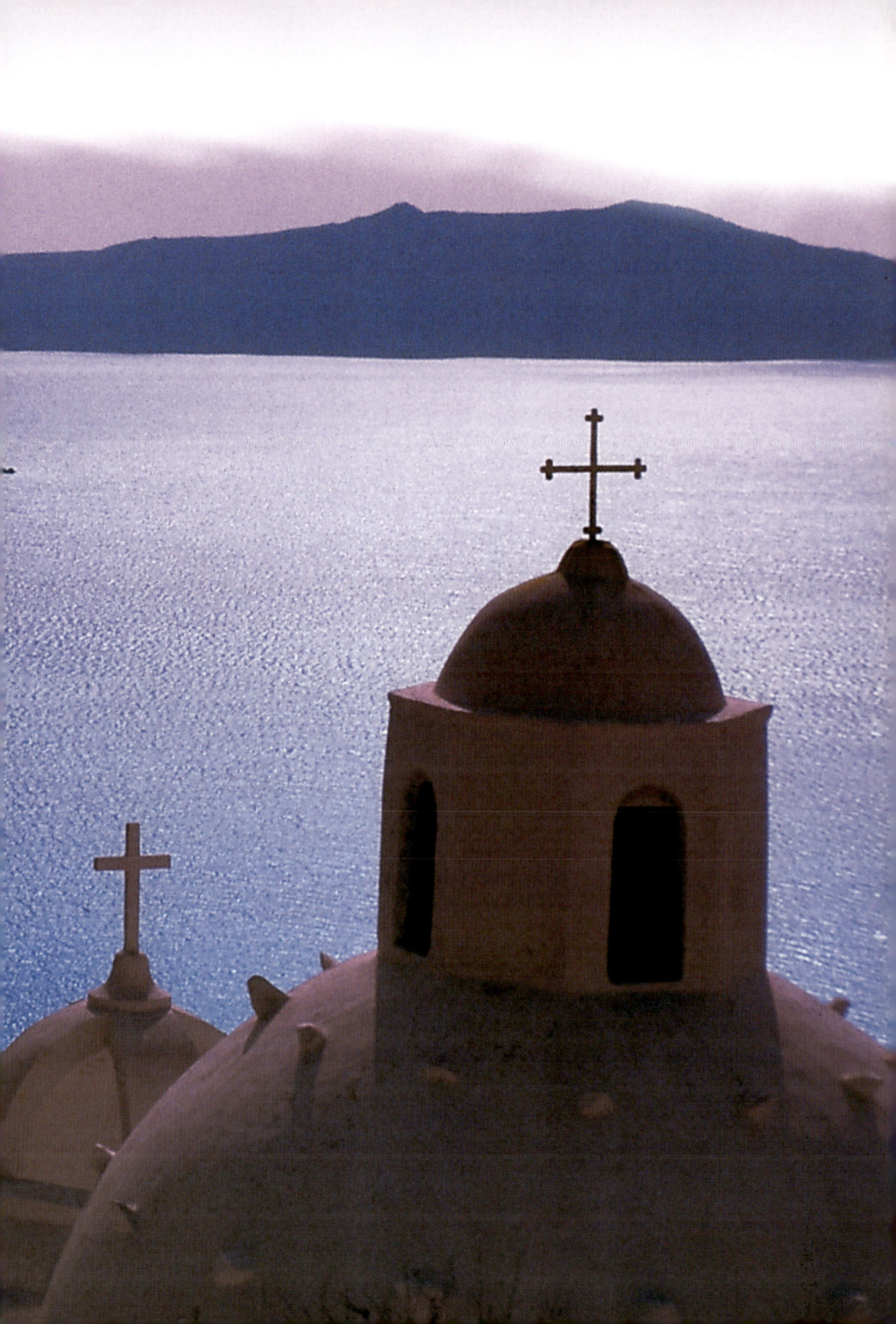

Auch die Kirchenväter betonen immer wieder die günstige Wirkung auf Leib und Seele. Von den kirchlich verordneten Fastenzeiten haben sich in der katholischen Kirche nur Tage eingeschränkter Nahrungsaufnahme wie Aschermittwoch und Karfreitag erhalten. Dabei darf eine volle Mahlzeit eingenommen werden, jedoch keine Fleischspeise. Dieses Gebot gilt für alle, die das 21. Lebensjahr vollendet und das 60. noch nicht begonnen haben.

>> „Siehe da, was das Fasten wirkt. Es heilt Krankheit, trocknet die überschüssigen Säfte im Körper aus, vertreibt die bösen Geister, verscheucht verkehrte Gedanken, gibt dem Geist größere Klarheit, macht das Herz rein, heiligt den Leib und führt schließlich den Menschen vor den Thron Gottes."

Athanasios, Bischof von Alexandria (um 295 - 373 n. Chr.)

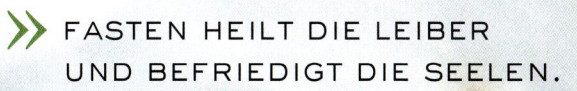

» FASTEN HEILT DIE LEIBER
UND BEFRIEDIGT DIE SEELEN.

JOHANNES KLIMAKOS, ABT DES SINAI-KLOSTERS
(579 BIS 649 N. CHR.)

» WER BETET OHNE ERHÖRT
ZU WERDEN, MUSS ZU
FASTEN BEGINNEN.

TALMUD

FASTEN IN DER GESCHICHTE DER MEDIZIN

Wie wir gesehen haben, verläuft die Grenze zwischen rituell religiösem und heilendem Fasten fließend. Das Fasten als zentrale Heilmethode finden wir schon in den diätetischen Richtlinien von **Hippokrates**, dem griechischen Arzt und Begründer der wissenschaftlichen Heilkunde (um 460 - 375 v. Chr.). Während des Fastens war nur das Trinken von Honigwasser erlaubt. Je bedrohlicher sich das Krankheitsbild entwickelte, desto strenger wurde die Nahrungskarenz durchgeführt.

Die Schule der Dogmatiker verwendet das Fasten anstelle von Aderlass. **Esistratos** wandte das Fasten bei entzündlichen Krankheiten und Bluthusten an.

Die Methodiker mit ihrem Begründer **Asklepiades** (griech. Arzt, 124 - ca. 60 v. Chr.) behandelten Fieberkranke durch Fasten - zunächst drei Tage, dann am sechsten, achten und zehnten Krankheitstag unterstützt durch Sparziergänge und Bewegung.

Der römische Arzt griechischer Herkunft, **Galen** (130 - 199 n. Chr.), der Leibarzt von Marc Aurel, begründete die sogenannte Säftelehre, die „Humoralpathologie", die die Medizin bis ins 19. Jahrhundert bestimmen sollte. Blut, Schleim, gelbe und schwarze Galle bezeichnete er als die Grundsäfte des Körpers. Beim Fasten verbot er auch die Aufnahme von Flüssigkeit, dies war wohl der Beginn der Durst-

kuren. Der Ordensbegründer der Benediktiner, **Benedikt von Nursia** (470-547), übernahm Galens Säftelehre und Heilmethodik in die Klostermedizin.

Hildegard von Bingen (1098 - 1179) empfahl an über 40 Stellen ihrer Schrift das Fasten als ein ursächliches Heilmittel gegen insgesamt 40 krankmachende Laster, zum Beispiel: Ausgelassenheit (petulantia, Schlemmerei (ingluviens ventri), Wolllust (luxuria), Bequemlichkeit (torpor).

In unseren modernen medizinischen Sprachgebrauch übersetzt zählte Hildegard hier kardiovaskuläre Risikofaktoren auf, die zum Beispiel einem Herzinfarkt Vorschub leisten.

Auch der arabische Arzt **Avicenna** (980-1037) empfahl Fastenkuren.

Der Mönch und Philosoph **Roger Bacon** (1214 -1294) empfahl bei Altersbeschwerden, alle zwei oder drei Jahre zu fasten.

Im Mittelalter prägte **Paracelsus** (1493 -1551), den Begriff des „Inneren Arztes" Archäus, der die Selbstregulierungsmechanismen des Körpers steuert.

Friedrich Hoffmann, (1600 - 1742) Leibarzt des ersten Preußenkönigs, schrieb das Fastenbuch „Wie man schwere Krankheit durch Mäßigung und Fasten kurieren kann". Es handelte sich dabei um Molkekuren. Im 17. und 18. Jahrhundert waren Fasten- und Entgiftungskuren weit verbreitet.

Wer auf dieser Welt der Vergnügungssucht anhängt, dann aber die Einflüsterung dieser diabolischen Kunst ablegen möchte, der soll sein Fleisch je nach der Art und dem Grad seiner Verfehlung durch Fasten züchtigen.

Hildegard von Bingen

Johannes Schroth (1798 - 1855) kombinierte eine vegetarische Diät mit Trocken- und Trinktagen. Seine Schroth-Kur wird auch heute noch angewandt.

Sebastian Kneipp (1821 - 1897) empfiehlt das Fasten ganz besonders bei akuten Infektionskrankheiten.

Vom amerikanischen Arzt **Edward Hooker Dewey** (1840 - 1904) ist das Buch „Das heilende Fasten", das europaweit Beachtung fand. Er beschreibt Fastenkuren bis zu 35 Tagen.

Dr. H. Tanner führte 1880 in Amerika einen wissenschaftlich begleiteten Selbstversuch über 40 Tage Fasten durch.

Herbert Shelton, ein Schüler Deweys, begründete die „Natural Hygiene" Fastenbewegung.

Im weiteren Verlauf der abendländischen Fastentradition stoßen wir auf den Franzosen **Guelpa**, der der Darmreinigung mit Glaubersalz besonderen Wert beimaß.

Der Österreicher **Franz Xaver Mayr** (1875-1965) sah den Darm als Wurzel allen Übels. Er beschreibt sowohl ein Teefasten, als auch eine Diät aus Milch und altbackenen Semmeln. Durch die Säuberung, Schonung und Schulung des Darmes sollte die Genesung erreicht werden.

In Deutschland waren Anfang des 20. Jahrhunderts die führenden Fastenärzte **Gustav Riedlin** in Freiburg und **Siegfried Möller** in Dresden. Der Sanitätsoffizier bei der kaiserlichen Marine **Otto Buchinger** (1878-1966) wurde im Alter von vierzig Jahren als Vollinvalide aus dem Militärdienst entlassen, weil er nach einer Mandelentzündung an chronischem Gelenkrheuma litt. Ein Laie riet ihm zu einer Fastenkur bei Riedlin in Freiburg, die mit heftigem Verlauf, aber mit großem Erfolg absolviert wurde: Er konnte wieder alle Gelenke bewegen. Von seinen Gallenbeschwerden befreite ihn eine zweite Fastenkur bei Möller in Dresden. Er blieb danach gesund und arbeitsfähig. Von diesem Erfolg beeindruckt widmete er sein Leben der Fastentherapie und gründete mehrere Fastenkliniken. Sein bekanntestes Buch „Heilfasten" erschien 1935.

Ebenfalls aus eigener leidvoller Erfahrung gelangte **Erich von Weckbecker** (geb. 1920), mit 30 Jahren nahezu berufsunfähig, über eine Kneipp-Kur und über Kontakte zu **Are Waerland** schließlich zum Heilfasten. Dieser schwedische Diätetiker leitete die nach ihm benannte lakto-vegetabile Kostform mit einer kurzen Fastenphase ein. Erich von Weckbecker führte in Bad Wörishofen wissenschaftliche Untersuchungen über Kneippsche Anwendungen durch und lernte 1960 **F. X. Mayr** persönlich kennen. Dieser riet ihm, im stationären Bereich dem strengen Fasten den Vorzug zu geben. Er selbst führe in seiner Wiener Praxis die Milch-Brötchen-Diät durch, weil er ambulante Patienten betreue. In die kombinierte Fastentherapie, die Erich von Weckbecker seit 1954 in Bad Brückenau an der von ihm gegründeten Klinik durchführt, fließen so auch Kneippsches, Mayrsches und Buchingers Gedankengut ein.

Seit 1984 führen die Autoren das Werk des Gründers in der mittlerweile unter Malteser Trägerschaft stehenden Klinik weiter und haben die ernährungs- und sportmedizinische als auch insbesondere die psychosomatische Betreuung erweitert.

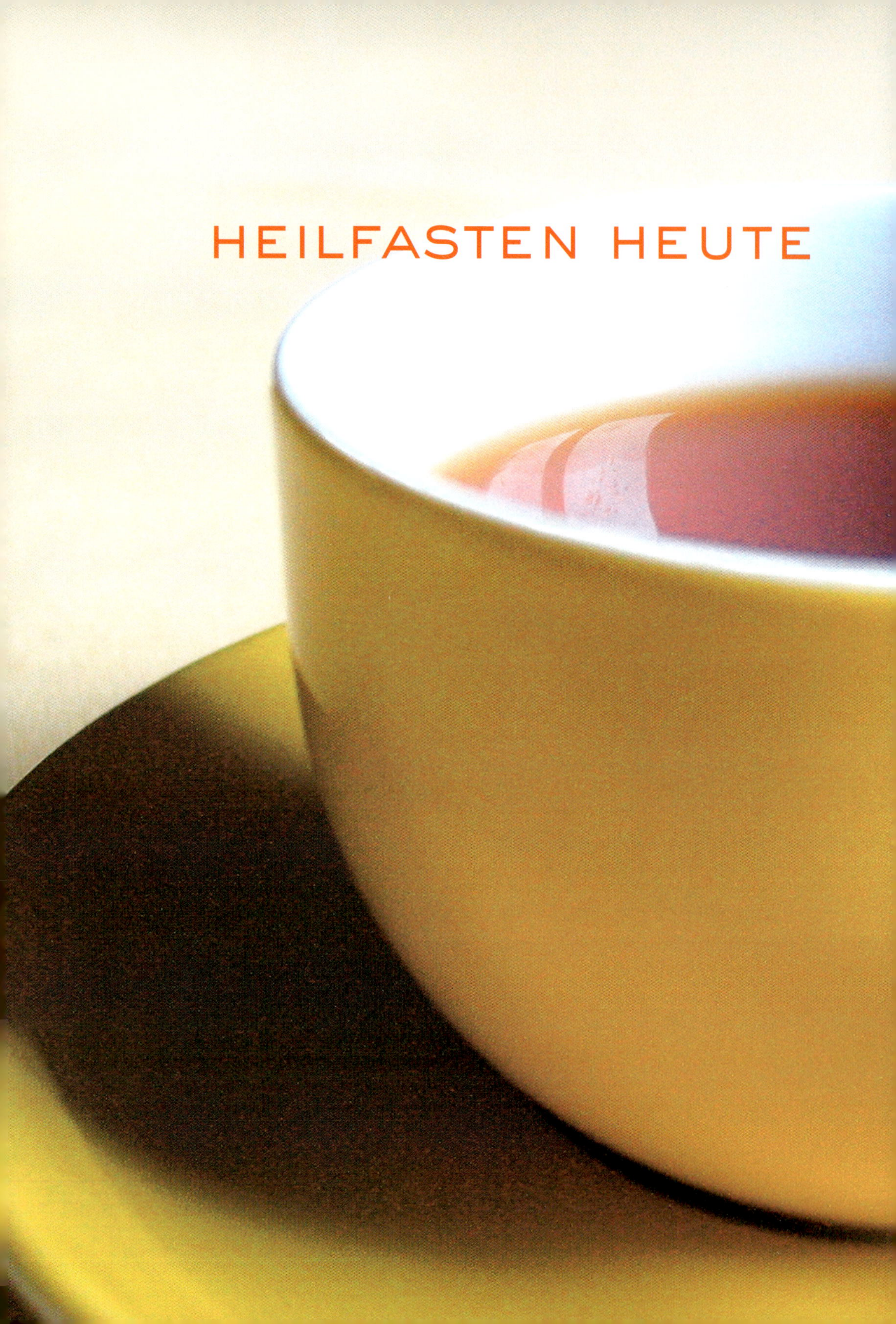
HEILFASTEN HEUTE

Die Definition des Heilfastens der Ärztegesellschaft für Heilfasten und Ernährung lautet:

HEILFASTEN BEDEUTET DEN FREIWILLIGEN VERZICHT AUF FESTE NAHRUNG UND GENUSSMITTEL FÜR EINE BEGRENZTE ZEIT.

Beim richtig durchgeführten Fasten taucht kein Hungergefühl auf und es besteht eine gute bis sehr gute Leistungsfähigkeit. Ein methodisch falsch durchgeführtes Fasten birgt allerdings nicht zu unterschätzende gesundheitliche Risiken.

Unverzichtbar beim Heilfasten

- Reichliche Flüssigkeitszufuhr (kalorienfrei)
- Die Förderung aller Ausscheidungsvorgänge des Körpers
- Das Einstellen eines Gleichgewichts zwischen Bewegung und Ruhe

WAS PASSIERT IM KÖRPER WÄHREND DER FASTENZEIT?

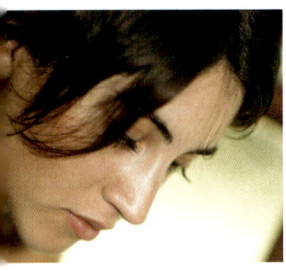

„Herr Doktor, ich soll gar nichts essen, da verhungere ich doch!" ruft der Patient beunruhigt.

Die Energieträger unserer Nahrung sind Kohlenhydrate, Eiweiß (Protein) und Fett. Aus diesen Stoffgruppen gewinnt der menschliche Körper durch eine schrittweise „Verbrennung" 2000 bis 2800 Kilokalorien (kcal), die wir je nach körperlicher Belastung täglich brauchen.
Beim Fasten beträgt nun die Energiezufuhr über die Nahrung nur 180 bis 200 kcal (beim Saftfasten) - der Körper stellt sich deshalb weitgehend um auf die Selbstversorgung aus Speichern und „Müllverbrennung"„. Dabei zeigt die Erfahrung, dass unser „innerer Arzt", von Paracelsus Archäus genannt, weise darüber wacht, dass vorrangig Überflüssiges, eher Schädliches zur Energiegewinnung abgebaut wird. Die ersten zwei Fastentage gewinnt der Körper Energie aus den gespeicherten Kohlehydraten,

dem Glykogen der Leber, das zum Betriebsstoff Zucker (Glukose) abgebaut wird. Dieser Speicher leert sich jedoch schnell. Bereits von Anfang an beginnt das Einschmelzen der Fettdepots. Bis dieser Fettabbau auf vollen Touren läuft, wird verstärkt Eiweiß zur Energiegewinnung herangezogen. Aus den Forschungsarbeiten von Professor Wendt wissen wir, dass speziell bei der heutigen „Eiweißmast" diese Proteine im Bindegewebe (dem Raum zwischen den Zellen, der sogenannten Grundsubstanz nach Pischinger) gespeichert werden. Auch die Membranen zwischen den Zellen, die sogenannten Basalmembranen, verdicken sich durch Eiweißeinlagerung. Die Durchtrittsöffnungen für den Stoffaustausch, die Poren, werden wie bei einem verkalkten Duschkopf kleiner und weniger. Ein Abbau dieses Eiweißüberschusses durch das Fasten ist also positiv zu bewerten.
Beim Fasten legen wir großen Wert

auf ein gezieltes Ausdauer-Bewegungstraining, um das Muskeleiweiß zu schonen. Ein bewegter Muskel wird nicht abgebaut, im Gegenteil, er erstarkt. „Use it - or lose it", wie die Amerikaner sagen.

Aus unserer Sicht ist es naiv und geradezu eine Beleidigung des Schöpfers zu glauben, dass beim Fasten sogleich das Wichtigste, nämlich der Herzmuskel, abgebaut werde. Wie hätten dann unsere Väter, die mit 48 kg Körpergewicht aus dem Krieg zurückkehrten, ein Alter von 85 bzw. 88 Jahren erreichen können? Der Fastenarzt Dr. Karl Spiske kam ebenfalls mit Untergewicht aus dem Krieg zurück, baute eine Fastenklinik in Bad Wörishofen auf und starb fast neunzigjährig – bis zuletzt körperlich und geistig rüstig. Vielleicht war die immense Aufbauleistung der Menschen nach dem Krieg mit verursacht durch die notgedrungene Nahrungsreduktion während des Krieges. Damals sprach keiner vom Vorruhestand mit fünfzig Jahren!

Im gesamten Fastenverlauf ist das Fett Hauptenergielieferant. Fettsäuren werden abgebaut zu sogenannten Ketosäuren (zum Beispiel zur Betahydroxybuttersäure). Das Wunder besteht nun darin, dass der Körper lernt, selbst so wählerische Organe wie das Gehirn, das sonst ausschließlich mit Glukose gespeist wird, auf Ketosäureverwertung umzustellen. Dies ist das wesentliche Kennzeichen des Fastenstoffwechsels. Diese Umschaltung auf innere Ernährung erfolgt bei den üblichen Reduktionsdiäten nicht.

Im Fastenverlauf startet der Körper ein umfangreiches Sparprogramm, Eiweiß wird in immer geringerem Umfang abgebaut, die Mineralausscheidung geht zurück, so dass die Blutspiegel in der Regel konstant gehalten werden. Man nimmt an, dass der Vitaminbedarf während des Fastens durch die Einsparung der Verdauungsarbeit geringer wird. Insbesondere die bessere Leistungsfähigkeit nach dem Fasten spricht für positive Stoffwechseleffekte dieser Methode. Um festzustellen, ob vor dem Fasten Mangelsituationen bezüglich Vitaminen, Spurenelementen etc. vorliegen, können spezielle Laboruntersuchungen zum Einsatz kommen, um gegebenenfalls zu ergänzen (Orthomolekulare Medizin). Bei ausreichender Flüssigkeitszufuhr macht auch die beim Fasten durch vermehrten Zellkernabbau und Behinderung der Ausscheidung durch die Ketonkörper ansteigende Harnsäurekonzentration keine Probleme. Nur bei Gelenk- und Gichtpatienten müssen spezielle medikamentöse Vorsichtsmaßnahmen getroffen werden, da sich bei ihnen Harnsäurekristalle im Körper bilden können, die dann charakteristische Schmerzen auslösen. Im Gehirnstoffwechsel verursacht das Fasten eine stärkere Wirksamkeit des Botenstoffes Serotonin. Das führt zur Harmonisierung der Gefühle und erklärt die von vielen berichtete Fasteneuphorie.

Die Serotonin Rücktransporter werden nach einigen Fastentagen zurückgebildet, so dass der Botenstoff zwischen den Nervenendigungen länger wirksam ist.

Die Umschaltung auf innere Ernährung ist das wesentliche Kennzeichen des Fastenstoffwechsels.

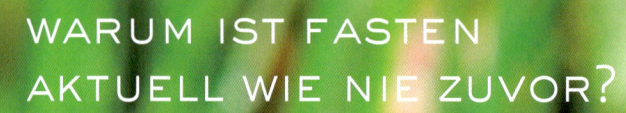

WARUM IST FASTEN
AKTUELL WIE NIE ZUVOR?

FASTEN IST EINE FACHÜBERGREIFENDE THERAPIE FÜR
VIELE VERSCHIEDENE HEILANZEIGEN (INDIKATIONEN).
BEGLEITEN SIE UNS NUN AUF EINEM STREIFZUG DURCH DIE
VERSCHIEDENEN FACHGEBIETE DER MEDIZIN, UND SIE WER-
DEN ERSTAUNT ERKENNEN, WIE VIELE ERKRANKUNGEN SICH
DURCH DAS FASTEN VERMEIDEN ODER BESSERN LASSEN.

Unsere überkommenen Traditionen und der geliebte Wohlstand prägen ein falsches Essverhalten. Der Bundesbürger isst zu viel, zu fett, zu kalorienreich, zu nähr- und ballaststoffarm. Dazu gönnt er sich reichlich Genussgifte wie Nikotin, Alkohol, Kaffee und dergleichen. Das alleine wäre schon schlimm genug.

Darüber hinaus aber geht der moderne Mensch körperlicher Bewegung aus dem Weg. Er begräbt sich unter einer Last von Terminen, und Entspannung kennt er nur noch vor dem Fernseher. Seine körperlichen und seelischen Bedürfnisse bewusst wahrzunehmen hat er nicht gelernt. So vermag er nicht, warnende Alarmsignale von Körper und Seele zu erkennen.

Die moderne Medizin macht es ihm dabei auch nicht leichter. Für jeden verzweifelten Hilferuf des Körpers (z. B. hoher Blutdruck oder Hautausschlag) bietet sie die passende Tablette oder Salbe. Der Arzt unterwirft sich notgedrungen dem Zwang, den Patienten möglichst schnell, ohne eine Änderung der Lebensführung, beschwerdefrei zu machen. Gutes Ansehen genießt ja bei vielen Patienten nur der Arzt, der teure Medikamente verabreicht und neueste, blitzende und blinkende Geräte in seiner Praxis verwendet. Der ohnehin geschwächte Organismus soll nun noch zusätzlich den Abbau und die Ausscheidung vieler chemischer Präparate leisten, deren Wechselwirkungen untereinander oft unüberschaubar werden. Auf diese Weise wird bei dem Kranken das Birnchen des Alarm-lichts herausgeschraubt, der Grund für den Alarm aber nicht beseitigt. Sehr schön erläutern lassen sich diese Zusammenhänge am gemeinsamen Auftreten von Stoffwechselstörungen, wie Bluthochdruck, Bauchfettsucht, Blutzuckererhöhung und Blutfettanstieg. Die Mediziner nennen dies zusammenfassend das „metabolische Syndrom".

Das metabolische Syndrom

Zum leichteren Verständnis ein kurzer Ausflug in die Biochemie des Zuckerstoffwechsels: Der Botenstoff Insulin aus der Bauchspeicheldrüse schließt Zellmembranen wie ein Schlüssel auf, um Zucker, den Brennstoff für zelluläre Stoffwechselvorgänge, einzulassen.

Die Zelle ihrerseits hat die Fähigkeit, Schlösser, wir nennen sie Rezeptoren, auszubilden - je nach Energiebedarf. Wenn nun, wie in unserer Wohlstandsgesellschaft üblich, der Muskelzelle zu viel Zucker angeboten wird, der durch Bewegungsmangel nicht verbraucht werden kann, bilden sich viele Rezeptoren zurück. Der Blutzucker steigt an, die Zuckererkrankung wird manifest, sie wird messbar. Verzweifelt versucht nun die Bauchspeicheldrüse, vermehrt Insulin zu liefern, um den hohen Blutzuckerspiegel abzubauen. Der Botenstoff findet jedoch keine passenden Schlösser. Wir sprechen in diesem Fall von einer erworbenen Insulinresistenz der Körperzellen. Da die Insulinmoleküle nicht verbraucht und abgebaut werden, steigt auch der Insulinspiegel im Blut an. Eine

„Die Schmerzen sind's, die ich zu Hilfe rufe, denn sie sind Freunde, Gutes raten sie."

Goethe, „Iphigenie"

sogenannte Hyperinsulinämie entsteht. Da Insulin auch noch andere Wirkungen im Stoffwechsel hat, ist es eine Folge dieses Überschusses, dass im Körper vermehrt Kochsalz zurückgehalten wird. Das bindet viel Wasser und so entsteht ein erhöhter Blutdruck. Durch zu hohe Energiezufuhr über das Essen bildet sich eine Bauchfettsucht aus und die Blutfettwerte steigen an.

Es gibt Menschen, die angeboren zur Insulinresistenz neigen, aber solange sie sich vernünftig ernähren und bewegen, keine gesundheitliche Beeinträchtigung dadurch erfahren. Erst bei einer zu hohen Nahrungszufuhr werden die „Eisberge" Bluthochdruck, Blutfetterhöhung, Bauchfettsucht und Zuckerkrankheit über dem Wasserspiegel als Ausdruck der genetischen Störung sichtbar. Da diese Veränderung meist erst in höherem Lebensalter auftritt, sprechen wir vom „Alterszucker" (Diabetes mellitus Typ II). Bisher versuchte man, jede einzelne Störung mit einem geeigneten Medikament zu behandeln.

Das Heilfasten packt die Krankheit „metabolisches Syndrom" an ihrer Wurzel. Es erlaubt der Insulinresistenz, sich zurückzubilden. Der Schlüssel passt somit wieder ins Schloss, der hohe Blutzuckerspiegel sinkt. Nach einer Fastenphase können blutzuckersenkende Medikamente reduziert, manchmal sogar abgesetzt werden. Die Blutfette normalisieren sich. Fettgewebe bildet sich zurück. Der Blutdruck sinkt auf Normalwerte. Die Medikamente können meist ausschleichend abgesetzt werden. Entscheidend für den Langzeiterfolg ist natürlich, dass der Patient die Zusammenhänge begreift, sich langfristig vernünftig ernährt und fleißig sein tägliches Bewegungspensum absolviert.

Herz-Kreislauf-Erkrankungen

Bleiben wir doch nach der Betrachtung des metabolischen Syndroms bei der Inneren Medizin und da bei der Haupttodesursache der Bundesbürger, den Herz-Kreislauf-Erkrankungen, an denen heute über die Hälfte der Deutschen stirbt.

Wir verstehen darunter im wesentlichen Veränderungen des arteriellen Systems, also der Blutgefäße, die das sauerstoffreiche Blut führen, und sprechen dabei von Arteriosklerose (von griechisch skleros: hart). Unser sonst so elastisches Schlauchsystem wird also durch Ablagerungen hart und spröde. Wie kommt es dazu? Welche unheilvollen Entwicklungen laufen in den Blutgefäßen ab?

Wird die zarte Gefäßinnenhaut geschädigt, zum Beispiel durch einen erhöhten Blutdruck, können an dieser verletzten Stelle Zellen aus dem Blut einwandern (Monozyten), die sich in Fresszellen (Makrophagen) umwandeln. Sie nehmen begierig Fett auf, und werden so zu den sogenannten Schaumzellen. Um verletzte Stellen zu reparieren, produziert der Körper Wachstumshormone - die Muskelzellen der Arterienwand wuchern. Blutplättchen lagern sich an der geschädigten Stelle an, es entstehen kleine Blutgerinnsel (Thromben). Die zunächst fleckförmigen Veränderungen (Plaques) breiten sich allmählich aus, können als Fett-geschwüre aufbrechen, Kalk nistet sich ein. Das Teuflische daran: Dies geschieht völlig unbemerkt, da es keinen Schmerz erzeugt. Wenn Sie sich in der Küche mit dem Messer schneiden, sagen Sie: „Oh, da muss ich sofort ein Pflaster draufkleben, damit keine Infektion entsteht." Wenn aber in Ihrem Inneren lang-sam gefährliche Veränderungen ablaufen, bemerken Sie leider lange Zeit nichts davon. Bis die ersten Symptome auftreten, kann das betroffene Blutgefäß schon fast vollständig verschlossen sein, wie bei einem verkalkten Abflussrohr. Führt nun ein Blutgerinnsel oder ein Engstellen des Gefäßes durch Ärger oder Stress zu einem völligen Verschluss, spricht man vom Infarkt (vom Lateinischen „infarcire", was „hineinstopfen" bedeutet).

Dieser Infarkt kann überall im Ge-fäßsystem auftreten, je nachdem, wo die Schwachstellen sitzen: zum Beispiel am Herzen oder im Gehirn. Man spricht beim Hirninfarkt dann auch vom „Schlaganfall".

Das Fasten durchbricht nun an ver-schiedenen Stellen diesen Teufels-kreis. Zum einen bieten wir ja dem Körper nur wenig Energie an. Gierig nach Brennstoff verbraucht das „na-gende Fastenblut", wie Buchinger es einmal nannte, auch die fettigen Einlagerungen in den Gefäßen zur Erzeugung der Stoffwechselener-gie. Deutlich wird das am Rückgang der sauerstoffmangelbedingten Beschwerden, wie z. B. Herzen-ge (Angina pectoris, lateinisch: Enge der Brust) bei Verengungen der Herzkranzgefäße oder Bein-

schmerzen während des Gehens (Claudicatio intermittens, lateinisch: vorübergehender Verschluss) bei der arteriellen Verschlusskrankheit.

Risikofaktoren für Herz-Kreislauf-Erkrankungen

Nicht nur Herz-Kreislauf-Erkran-kungen selbst, sondern auch die Risikofaktoren, die zur Arteriskle-rose beitragen, werden durch das Fasten günstig beeinflusst.

1 | Überhöhte Blutfettwerte

„Habe ich Cholesterin, Herr Doktor?" „Hoffentlich", antworten wir unse-rem verdutzten Patienten.
Cholesterin darf nicht generell verteufelt werden. Es ist lebensnot-wendig als:

• Baustein für Zellmembranen
• Ausgangsstoff für den Aufbau von Hormonen
• Ausgangsstoff für den Aufbau von Vitamin D
• Ausgangsstoff für den Aufbau von Gallensäuren

Entscheidend ist wie immer die Do-sis. Cholesterin als fettige Substanz würde sich ohne Lösungsvermittler im Blut wie ein Fettauge auf der Suppe von der übrigen Flüssigkeit absondern. Deshalb vermitteln Eiweißstoffe und andere Bestand-teile die Wasserlöslichkeit. Diesen Verbund aus Cholesterin, Fett und Eiweiß nennt man Lipoproteine. Zentrifugiert man diese Stoffe,

Heute stirbt über die Hälfte der Deutschen an Herz-Kreislauf-Erkrankungen.

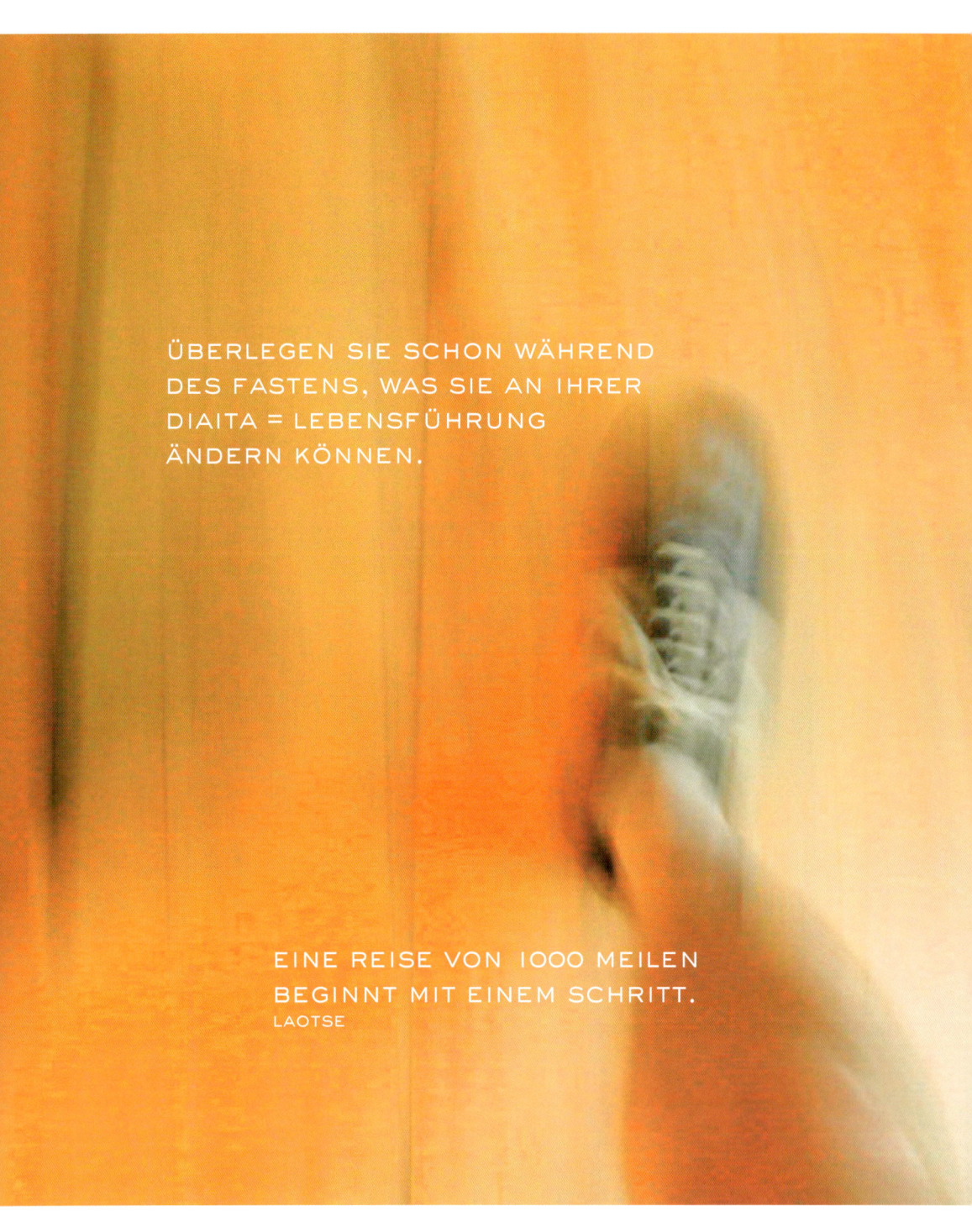

ÜBERLEGEN SIE SCHON WÄHREND
DES FASTENS, WAS SIE AN IHRER
DIAITA = LEBENSFÜHRUNG
ÄNDERN KÖNNEN.

EINE REISE VON 1000 MEILEN
BEGINNT MIT EINEM SCHRITT.
LAOTSE

setzt sie also gesteigerter Schwerkraft aus, teilen sie sich nach ihrer Masse auf - die leichten setzen sich oben ab, das sind die low density lipoproteins (LDL), die schweren unten, sie werden als high density lipoproteins (HDL, Fett-Eiweiß-Verbindungen hoher Dichte) bezeichnet.

Als Gefäßschutzfaktor haben sich die schweren Lipoproteine erwiesen. Das LDL entpuppte sich als der eigentliche Bösewicht, und zwar besonders in seiner oxidierten aggressiven Form. Dieses oxidierte LDL ist das Futter für die oben geschilderten Fresszellen bei der Entstehung der Arteriosklerose. Das Gesamt-Cholesterin hat dabei wenig Aussagekraft. Beträgt zum Beispiel das Gesamtcholesterin 250 Milligramm pro Deziliter (mg/dl), kann der Befund Anlass zur Sorge geben, wenn HDL niedrig und LDL erhöht ist. Umgekehrt sind ein hohes HDL und ein niedriges LDL bei gleichem Gesamt-Cholesterin nicht so bedenklich, wenn das Fett nicht oxidiert ist.

Durch das Fasten sinken sowohl der Gesamt-Cholesterinspiegel als auch die Neutralfette (Triglyzeride), die im Blut zum Beispiel nach einer fettreichen Nahrung oder starkem Alkoholkonsum ansteigen. Die Verteilung der guten und schlechten Blutfette bessert sich, HDL steigt an, LDL sinkt ab. In genau der gleichen Weise wirkt sich übrigens ein Ausdauerbewegungstraining auf die Blutfettwerte aus.

„Wie ist es denn, Herr Doktor, wenn ich nach meiner Fastentherapie wieder normal esse?"

„Den Langzeiterfolg haben Sie selbst in der Hand - mit Messer und Gabel und ihren zwei Beinen", ist die Antwort.

Die sogenannte „normale Kost" hat die Patienten in ihre missliche Lage gebracht. Deswegen setzen wir alles daran, durch intensive Ernährungsberatung und Motivation zum Ausdauertraining den Patienten den Weg zum Langzeiterfolg zu ebenen. Da Stress zu einem Cholesterinanstieg im Blut führen kann, spielen auch Entspannungstechniken wie das Trophotraining oder progressive Muskelentspannung nach Jacobson eine entscheidende Rolle. Der Risikofaktor Lipoprotein (a), eine spezielle Unterform des LDL, ist weitgehend erblich festgelegt. Wir sehen jedoch manchmal nach langen Fastenzeiten auch eine Verminderung dieses Wertes, außerdem kann mit Hilfe von körpereigenen Stoffen (Orthomolekulare Medizin) wie z. B. Omega-3-Fettsäuren, Vitamin C, Lysin etc. versucht werden, diesen Wert günstig zu beeinflussen.

2 | Homocystein

Homocystein ist eine Aminosäure, die unser Körper beim Abbau einer anderen lebenswichtigen Aminosäure herstellt. Es ist ein Zwischenprodukt und hat keine besondere Aufgabe im Körper und wird deshalb gleich weiter abgebaut. Das geschieht mit Hilfe von Vitaminen (Vitamin B6, B12 und Folsäure). Diese Vitamine sorgen dafür, dass der Abbau ordnungsgemäß und in ausreichendem Maß stattfindet. Ein Vitaminmangel bringt die Abläufe durcheinander. Homocystein ist in hoher Konzentration Gift für die Gefäße. Es schädigt die Zellen der Gefäßinnenhaut (Gefäßendothel), mit der alle Blutgefäße ausgekleidet sind. Dabei entstehen Narben, das Endothel wird rauer, Ablagerungen können sich festsetzen. Das Gefäß wird starr, die Gefäßverkalkung Arteriosklerose beginnt.

Häufigste Ursachen für erworbene Mangelzustände im Homocysteinstoffwechsel mit Anstieg des Homocysteins im Blut über den wichtigen Grenzwert von 10 µmol/l sind:

• chronische Ernährungsdefizite

Mindestens 10% aller Bundesbürger verzehren nur noch ein- bis zweimal Obst und Gemüse in gesundheitlich sinnvoller Menge, das heißt nach dem „five a day" Prinzip (5 Portionen Obst, Gemüse oder Salat pro Tag) was Vitamin- und Mineralstoffmangel vorprogrammiert.

• Vitamin B12-Aufnahmebeeinträchtigung im Dünndarm

Die chronisch geschrumpfte Magenschleimhaut produziert für die Vitamin B12-Aufnahme im Dünndarm zu geringe Mengen an Unterstützungsfaktoren - 30 % der älteren Patienten über 75 Jahre leiden an dieser Erkrankung.

• erhöhter Vitamin B-Verlust über die Niere durch Alkohol- und Koffeinmissbrauch

Vorsicht ist geboten bei mehr als zwei Tassen Kaffee oder Schwarztee bzw. grünem Tee pro Tag, langfristiger Einnahme von harntreibenden Mitteln (Diuretika) z. B. bei Herzschwäche oder hohem Blutdruck, Dauerstress, z. B. Leistungssport, Schichtarbeit, Wohnen an stark befahrener Straße, chronisch schwelenden beruflichen oder privaten Problemen etc... Ein dauerhaft überhöhter Stresshormonspiegel erhöht automatisch wegen behinderter Nierenrückhaltefunktion die Ausscheidung von wasserlöslichen Vitaminen und Mineralstoffen.

Da Homocystein nicht als Baustein benötigt wird, ist der Gesundheitsschutz umso besser, je niedriger die nachweisbare Homocysteinkonzentration ist. Ein Anstieg um 5 µmol/l bewirkt bei Männern einen Anstieg der koronaren Herzerkrankung von 60 %, bei Frauen um 80%. Besonders Frauen profitieren also von einem Absenken des Homocysteinspiegels. Ein zu hoher Homocysteinspiegel fördert auch das Erkrankungsrisiko an Alzheimer (Demenz). Vitamin B6 ist in Vollkornprodukten, Hülsenfrüchten und Walnüssen enthalten, Vitamin B12 in Eiern, Milch, Hefe und milchsauervergorenen Produkten wie Sauerkraut, Folsäure vor allem in Weizenkeimen und Blattgemüsen. Wir empfehlen die routinemäßige Kontrolle dieses Risikofaktors zu Beginn des Fastens und behandeln bei Werten über 10 µmol/l mit der entsprechenden Vitaminkombination als Spritze oder Tabletten.

Empfehlenswert ist die Messung des oxidierten LDL (Lipidperoxidation) um gegebenenfalls gegen das

„ranzige Fett" mit Ernährungstherapie und orthomolekularen Substanzen Abhilfe zu schaffen.

3 | Rauchen

Beim Fasten haben Sie die einzig-
artige Chance, den gefährlichen
Ballast Rauchen über Bord zu wer-
fen. Übereinstimmend berichten
Patienten, dass die Zigarette nicht
mehr so gut schmeckt. Manchem
wird sogar erbärmlich übel.
Überhaupt fehlt in einer Klinik, in
der Rauchen verboten ist, der rituelle
Rahmen, der den Zigarettenkonsum
so schön macht. Und das Hauptar-
gument vieler Raucher: „Wenn ich
aufhöre zu rauchen, nehme ich an
Gewicht zu", verliert beim Fasten
seine Schlagkraft. Unterstützend
helfen Trophotraining, Atemgymnastik und eine Gesprächstherapie.
Sehr wichtig ist es, das rauchfreie
Leben nach dem Fasten schon
während der Fastenzeit zu organisieren, also Familie, Freunden und
Arbeitskollegen mitzuteilen, dass
Sie nicht mehr rauchen und um
Unterstützung bitten. Wenn die
üblichen Verführer locken: „Ach
eine ist doch keine", „Heute habe

ich Geburtstag" oder „Es ist doch
so gemütlich", blocken Sie sie sofort mit einer Abwehrformel ab, die
Sie sich fest eingeprägt haben, zum
Beispiel: „Ich habe mich von diesem Lebensbegleiter verabschiedet
und brauche ihn nicht mehr".
Die meisten Patienten nehmen die
Gelegenheit dankbar wahr, von
dieser Sucht befreit zu werden
und schaffen nach dem Fasten den
Sprung ins dauerhaft rauchfreie Leben. An der anfänglich verstärkten
reinigenden Schleimproduktion erkennen sie, was sie ihrer Lunge und
den Atemwegen vorher so lange an
Verschmutzung zugemutet haben
und wie aktiv ihre Selbstheilungskräfte wieder sind.

4 | Bluthochdruck
(arterielle Hypertonie)

Immer wenn Ärzte nicht wissen,
welche Ursache sich hinter einer
Krankheit verbirgt, belegen sie diese
flugs mit einem lateinisch-griechi-
schen Beinamen, wie „essentiell",
„idiopathisch", „kryptogenetisch"
oder „primär". So fühlen sich über
90 % der Hochdruckpatienten mit
ihrer Krankheitsbezeichnung „es-
sentielle Hypertonie" hervorragend
diagnostiziert.
Wie wir schon beim metabolischen
Syndrom erläutert haben, handelt
es sich beim Bluthochdruck um eine
komplexe Stoffwechselstörung, die
durch Gabe eines blutdrucksenken-
den Mittels nur übertüncht wird.
Fasten nimmt auf biologische Weise das gesamte Konzept der aktuellen medikamentösen Behandlung
vorweg.

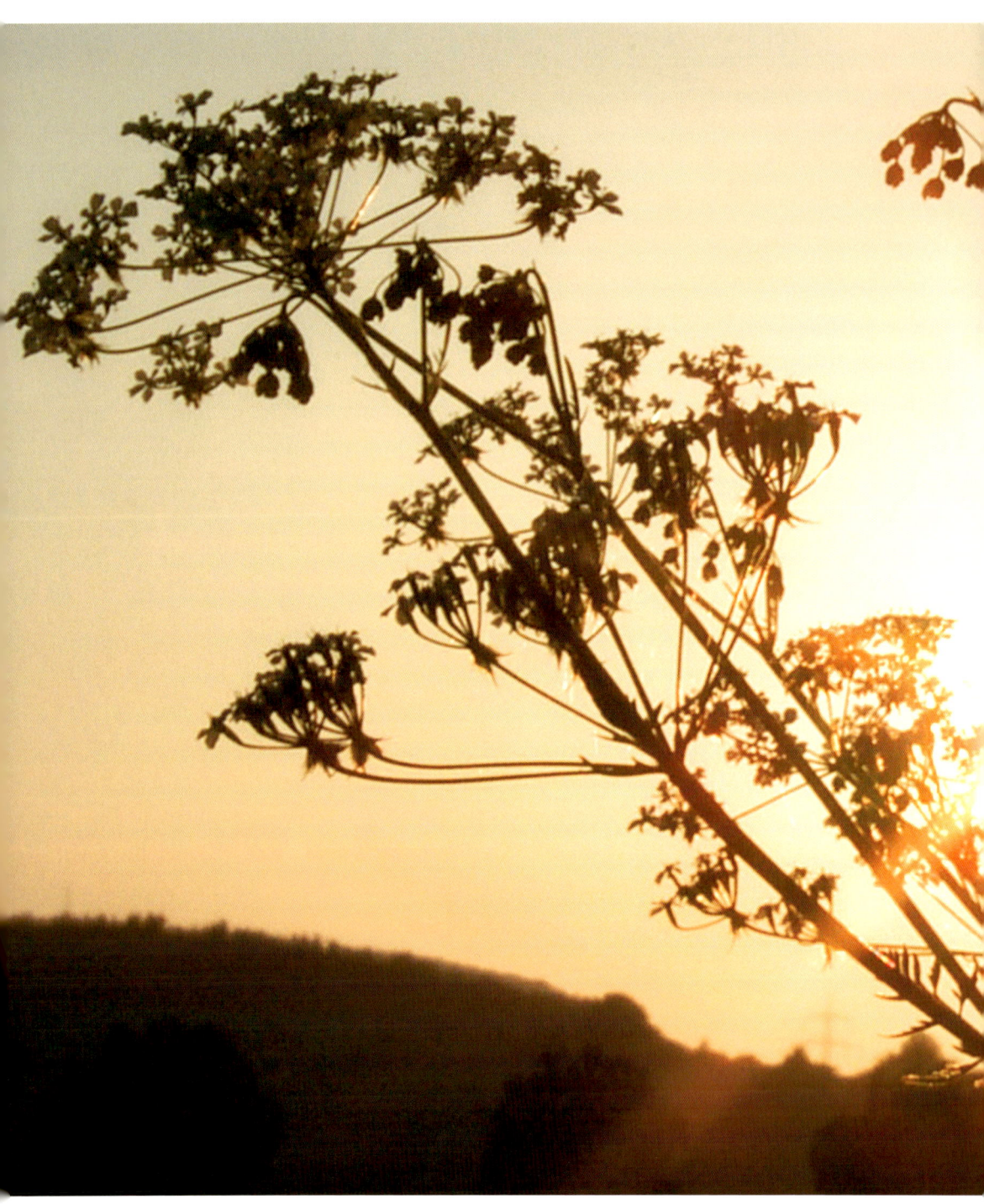

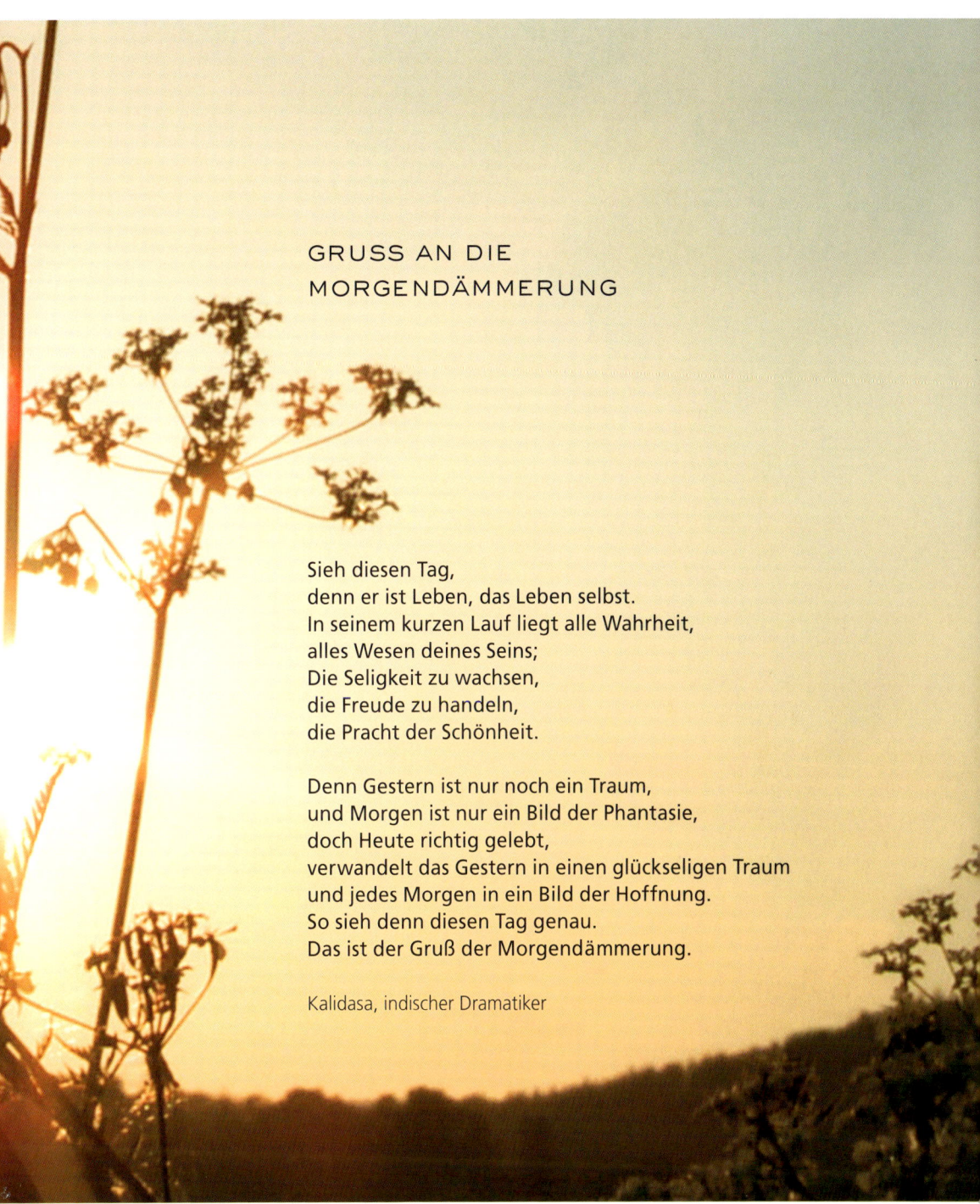

GRUSS AN DIE MORGENDÄMMERUNG

Sieh diesen Tag,
denn er ist Leben, das Leben selbst.
In seinem kurzen Lauf liegt alle Wahrheit,
alles Wesen deines Seins;
Die Seligkeit zu wachsen,
die Freude zu handeln,
die Pracht der Schönheit.

Denn Gestern ist nur noch ein Traum,
und Morgen ist nur ein Bild der Phantasie,
doch Heute richtig gelebt,
verwandelt das Gestern in einen glückseligen Traum
und jedes Morgen in ein Bild der Hoffnung.
So sieh denn diesen Tag genau.
Das ist der Gruß der Morgendämmerung.

Kalidasa, indischer Dramatiker

Fasten sollte also nicht erst zum Einsatz kommen, wenn alle möglichen Medikamente schon versagt haben, sondern zur Therapie der ersten Wahl werden. Sind die Patienten schon auf Blutdruckmedikamente eingestellt, wird in der Fastenklinik während des Fastens der Blutdruck sorgfältig kontrolliert. Mit dem allmählichen Rückgang der Blutdruckwerte wird auch die Medikation schrittweise reduziert und kann häufig ganz abgesetzt werden. Auf wassertreibende Präparate verzichten wir möglichst von Anfang an, um große Flüssigkeits- und Mineralverluste zu vermeiden. Diese Maßnahmen können aber nur unter ständiger ärztlicher Betreuung durchgeführt werden.

5 | Zuckerkrankheit (Diabetes mellitus)

Wir unterscheiden beim Diabetes mellitus zwei Hauptformen, Typ I, den jugendlichen Diabetes, und Typ II, den sogenannten „Alterszucker".

Beim Typ I werden die insulinproduzierenden Zellen der Bauchspei-

cheldrüse zum Beispiel durch eine Viruserkrankung oder autoimmunologische Schädigung (das Abwehrsystem des Körpers greift das eigene Gewebe an) zerstört. Die Patienten sind deshalb lebenslang auf die Verabreichung von Insulin angewiesen.

Es drohen Spätkomplikationen an Augen, Nieren und Herzkranzgefäßen. Diese Patienten können eventuell schon vorhandene Gefäßablagerungen durch Fasten abbauen, erhöhtes Körpergewicht vermindern und dadurch Insulin sparen. Während des Fastens muss in der Regel eine geringe Basisdosis Insulin weiter verabreicht werden (ca 1/3 der sonstigen Tagesmenge).

Beim Typ II, dem Altersdiabetes, der meist im Zuge eines metabolischen Syndroms auftritt, sollte Fasten als erste Therapie zum Einsatz kommen. Durch Rückbildung der Insulinresistenz kann nach dem Fasten bei entsprechender Ernährung und Bewegung auf blutzuckersenkende Medikamente oft verzichtet werden. Der Patient trägt zwar weiterhin seine genetische Schwachstelle, kann aber bei vernünftiger Lebensführung durchaus nach außen als „geheilt" erscheinen. Wir sehen übrigens immer wieder bei vielen Erkrankungen, dass man mit seinen „Schwachstellen" ganz gut leben kann, wenn man ein bisschen Rücksicht auf sie nimmt und nicht wartet, bis die Katastrophe mit oft irreparablen Schäden hereinbricht.

6 | Übergewicht (Adipositas)

Endlich eine gute Nachricht für die Frauen! Was sie so bedrückt - die Fettablagerungen an Hüften und Oberschenkeln, die sogenannte gynoide Fettverteilung - ist bezüglich des Arterioskleroserisikos nicht so bedenklich wie der männliche Typ der Adipositas, die Neigung zum typischen Bierbauch (androide Fettverteilung). Das Fett sammelt sich hierbei zwischen den Eingeweiden an, wir sprechen von einer „Bauchfettsucht", oder im Fachjargon von viszeraler Adipositas. Man kann sie leicht daran erkennen, dass in Rückenlage die Bauchdecken nicht zur Seite wegsinken, sondern der Bauch wie ein Hügel stehen bleibt.

Wir vergleichen die beiden Verteilungsformen zur Veranschaulichung gerne mit Birne und Apfel. Diese Formen kommen oft gemischt vor und sind nicht streng an das Geschlecht gebunden.

Wenn Sie Ihren Typ der Fettverteilung wissen wollen, messen Sie Taillen- und Hüftumfang, die sogenannte „waist to hip ratio". Bei Frauen ist ein Quotient von über 0,8 ungünstig, bei Männern beginnt ab 1,0 der kritische Bereich.
Hier ein Beispiel für die „waist to hip ratio" bei einer Frau:

$$\frac{\text{Taillenumfang 90 cm}}{\text{Hüftumfang 100 cm}} = 0,9$$

für eine Frau also ungünstig.

Eine weitere Möglichkeit der Beurteilung ist der sogenannte Body Mass Index (BMI): Gewicht in kg / Quadrat der Körperlänge in Metern = BMI

Hier ein Beispiel:

$$\frac{\text{70 kg}}{\text{1,70 m x 1,70 m}} = 24,2 \text{ kg/m}^2$$

Die Normalwerte liegen zwischen 20 und 25. Eine therapiebedürftige Adipositas beginnt bei BMI-Werten über 30.
Durch die fast vollständige Umstellung der Energieerzeugung beim Fasten auf Fettverbrennung wird ein deutlicher Rückgang der Adipositas erreicht, abhängig von der Dauer der Fastenperiode. Außerdem bestehen starke individuelle Unterschiede beim Ausmaß des täglichen Gewichtsverlustes. Männer verlieren normalerweise mehr Gewicht als Frauen.

Mangelnde Gewichtsabnahme beim Fasten ist möglich durch

• Störungen im Wasserhaushalt (Frauen vor der Periode)
• Gebrauch von Entwässerungstabletten in den Wochen vor der Fastenzeit
• Mineralstoffstörungen
• psycho-vegetative Belastung (der Patient kann nicht „loslassen")
• ausgiebiges Muskeltraining (Muskelgewebe ist spezifisch schwerer als abgebautes Fettgewebe)

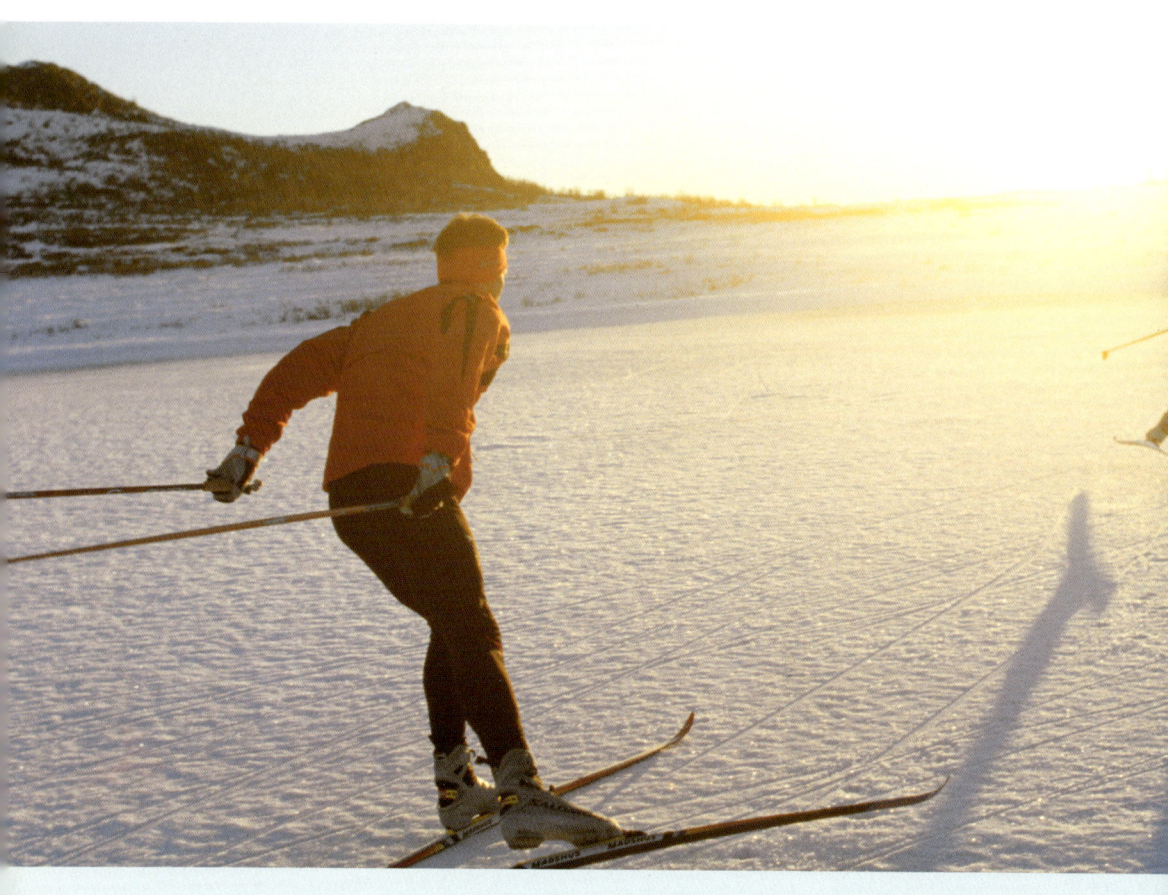

7 | Bewegungsmangel

„Für Sport habe ich doch keine Zeit, Herr Doktor!" Eine unserer ärztlichen Hauptaufgaben sehen wir darin, den Patienten zu motivieren, körperliche Ausdaueraktivität so selbstverständlich wie das gewohnte Zähneputzen in den häuslichen Tagesplan zu integrieren. Während des Fastens ist körperliche Betätigung ein fester Bestandteil unseres intensiven Entgiftungs- und Ausscheidungsprogramms. So lernt der Patient schon in der Fastenklinik das befreiende Glücksgefühl nach körperlicher Aktivität zu schätzen. Die emotionale Umstimmung während des Fastens macht die Menschen aufgeschlossener für Gedanken zur Neuorientierung der Lebensführung. Gespräche über die Art des Sports, die tageszeitliche Durchführung und

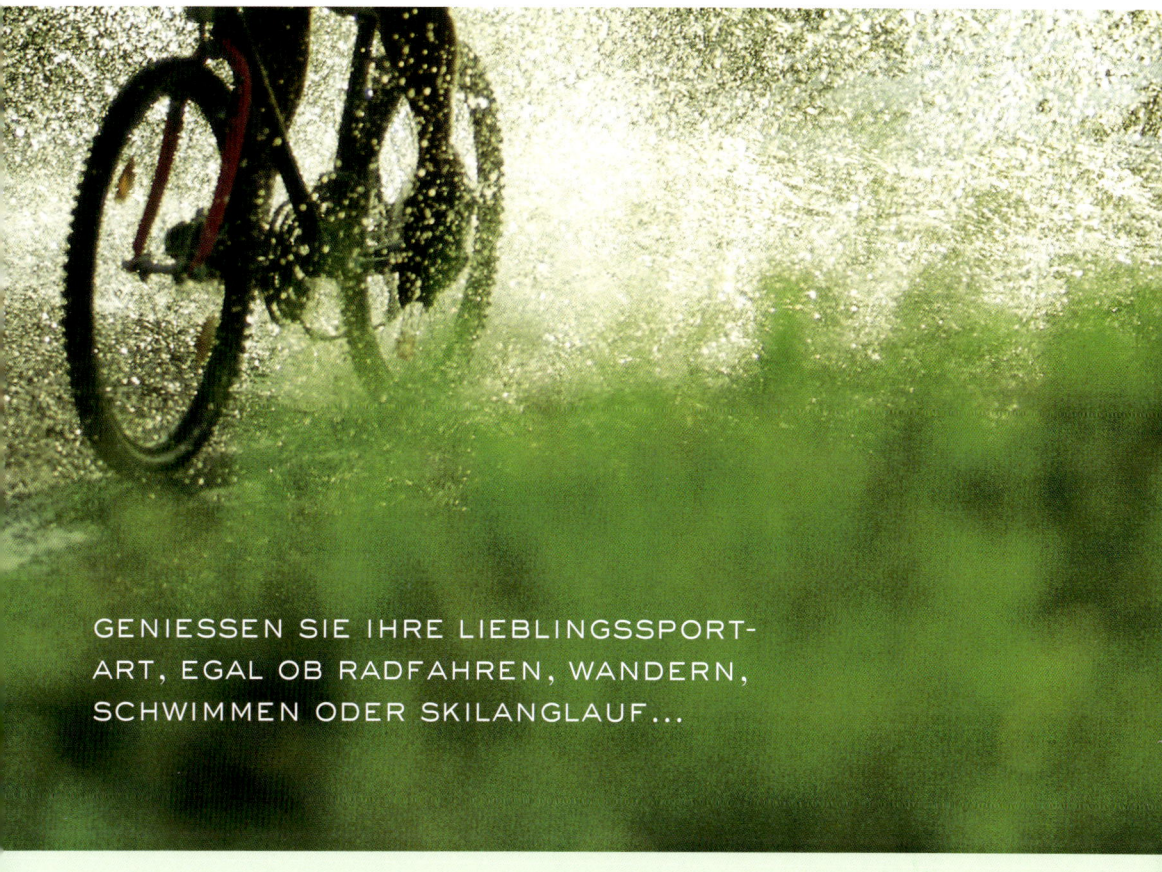

GENIESSEN SIE IHRE LIEBLINGSSPORT-
ART, EGAL OB RADFAHREN, WANDERN,
SCHWIMMEN ODER SKILANGLAUF...

Dauer etc. sind deshalb von mehr Erfolg gekrönt als üblicherweise in der überfüllten Praxis der Allgemeinärzte. Die meisten unserer Patienten entscheiden sich für die Anschaffung eines Heimtrainers, weil diese Art des Trainings unabhängig von Wetter, Jahres- und Tageszeit ohne „Alibiausrede" durchgeführt werden kann. Zu dieser „Pflicht" können natürlich als „Kür" jederzeit Lieblingssportarten wie zum Beispiel Schwimmen und Bergwandern im Sommer oder im Winter Skilanglauf hinzukommen. Sehr großen Anklang findet auch die Unterweisung in Nordic Walking. Dabei werden mehr Muskelgruppen beansprucht als beim Laufen alleine und die Gewichtsverteilung ist für Rücken und Knie günstiger durch den Einsatz der Stöcke.

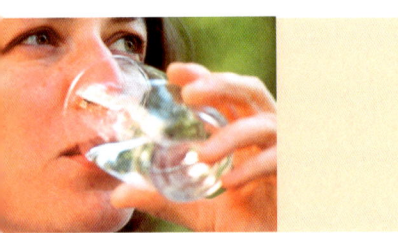

8 | Dickflüssiges Blut

Behindern bereits Ablagerungen an den Gefäßwänden den Blutfluss, gewinnen die Fließeigenschaften besondere Bedeutung. Das strömende Blut setzt sich aus Flüssigkeit und Blutkörperchen zusammen.

Das Blut wird zähflüssig,

• wenn durch zu geringe Trinkmengen der Flüssigkeitsanteil im Blut sinkt.

Mit zunehmendem Alter schwindet das natürliche Durstgefühl. Verliert der Körper zum Beispiel im Sommer bei großer Hitze über den Schweiß Flüssigkeit, fehlt der Durst als zuverlässiges Warnsignal, das Blut dickt ein und die Strömungsgeschwindigkeit verlangsamt sich. Die festen Blutbestandteile, wie zum Beispiel die Blutplättchen (Thrombozyten), haften an bereits bestehenden Ablagerungen an, Gerinnsel können wachsen und zum völligen Gefäßverschluss führen, was sich dann als Herz- oder Hirninfarkt äußert.

• wenn eine übersteigerte Neubildung die Konzentration der Blutkörperchen erhöht und sich die Fließeigenschaften des Blutes dadurch verschlechtern.

So finden sich bevorzugt bei übergewichtigen Männern im mittleren Lebensalter häufig zu viele rote Blutkörperchen (Polyglobulie).

• wenn ein Eiweißstoff, der faserbildend bei der Blutgerinnung wirkt, das sogenannte Fibrinogen, in zu hoher Dosis vorliegt, wie zum Beispiel bei Rauchern.

Beim Fasten werden überschüssige Blutbestandteile abgebaut - ergänzend wirken Aderlässe.

9 | Psychosoziale Überbelastung

Gefäßnerven und Botenstoffe steuern die Weite der Blutgefäße. Die Stresshormone Noradrenalin und Adrenalin stellen zum Beispiel die Blutgefäße eng, was fatale Folgen haben kann, wenn schon Ablagerungen den Blutfluss behindern.
So können wir verstehen, dass sich zum Beispiel bei einem gestressten Menschen - der meist ohnehin ziemlich ungesund lebt - durch Ärger oder Zorn die vorgeschädigten Gefäße plötzlich zusammenziehen und so zum vollkommenen Verschluss eines Gefäßes, zum Infarkt, führen.

Das Fasten wirkt nun auf unser vegetatives Nervensystem, das wir auch als unwillkürliches oder autonomes Nervensystem bezeichnen, beruhigend und regulierend ein. Der Zustand des vegetativen Nervensystems wird von zwei gegensätzlichen Steuersystemen bestimmt, dem Sympathikus und dem Parasympathikus. Der Sympathikus sorgt für die nervliche Anspannung, schnelle Aktivität und die blitzartige Energiebereitstellung - der Parasympathikus fördert Entspannung, Verdauungsleistung und die körperliche Regeneration.

Das Fasten verschiebt nun das Gewicht auf der Waage unserer vegetativen Grundspannung weg vom dauerbeanspruchten „aufputschenden" Sympathikus hin zum „beruhigenden" Parasympathikus.

Verlassen wir nun die Erkrankungen der Arterien und wenden uns den nicht minder häufigen Störungen der venösen Durchblutung und den Stauungen des Gewebswassers (Lymphe) zu.

Krampfadern und Gewebswasserstauung (Varizen und Ödeme)

Eine Patientin aus dem schwäbischen Raum brachte das Thema auf amüsante Weise auf den Punkt: „Herr Doktor, was mach ich nur mit meine Saustallpfoschte (übersetzt: „Saustallpfosten)?"

Viele Bundesbürger leiden an geschwollenen und schweren Beinen und an brennenden, krampfartigen Schmerzen, besonders wenn der berufliche Alltag langes Stehen abverlangt. Im gesunden Zustand wird durch die Muskelpumpe der Beine das Blut entgegen der Schwerkraft nach oben zum Herzen befördert.

Dabei verhindern auf verschiedenen Etagen Venenklappen wie Schleusentore einen Rückfluss des Blutes nach unten. Bei Überbeanspruchung, Übergewicht und entsprechender Veranlagung erweitern sich die Venen wie ausgeleierte Schläuche. Die Fließgeschwindigkeit des Blutes nimmt ab, ähnlich wie in einem trägen Brackwasser. Die Venenklappen schließen nicht mehr richtig, das Blut staut sich in den Beinen und drückt Wasser ins Gewebe des Fuß- und Knöchelbereichs. Die Stauungen können sich auf das gesamte Bein ausbreiten. Wenn die dünnen Venenwände unter der hohen Belastung einreißen, entsteht ein schlecht heilendes Beingeschwür (Ulcus cruris).

Fasten ermöglicht durch die verstärkte Wasser- und Salzausscheidung eine zügige Ausleitung des überschüssigen Gewebewassers. Besonders hilfreich wirken dabei Lymphdrainagen. Das Bindegewebe wird von abgelagerten Stoffen entlastet. Der Blutfluss in den kleinen Gefäßen (Mikrozirkulation) verbessert sich. Durch den erleichterten An- und Abtransport von Stoffwechselbausteinen kann das Geschwür abheilen, das Bindegewebe strafft sich. Unabdingbar für diesen Prozess ist ein regelmäßiges gezieltes Venentraining. Viele Patienten, die vor dem Fasten regelmäßig Entwässerungstabletten einnehmen mussten und dabei ihren Mineralhaushalt gehörig durcheinander brachten, konnten hinterher dank Gewichtsabnahme und verbesserter Stoffwechsel- und Durchblutungsverhältnisse auf solche Medikamente verzichten.

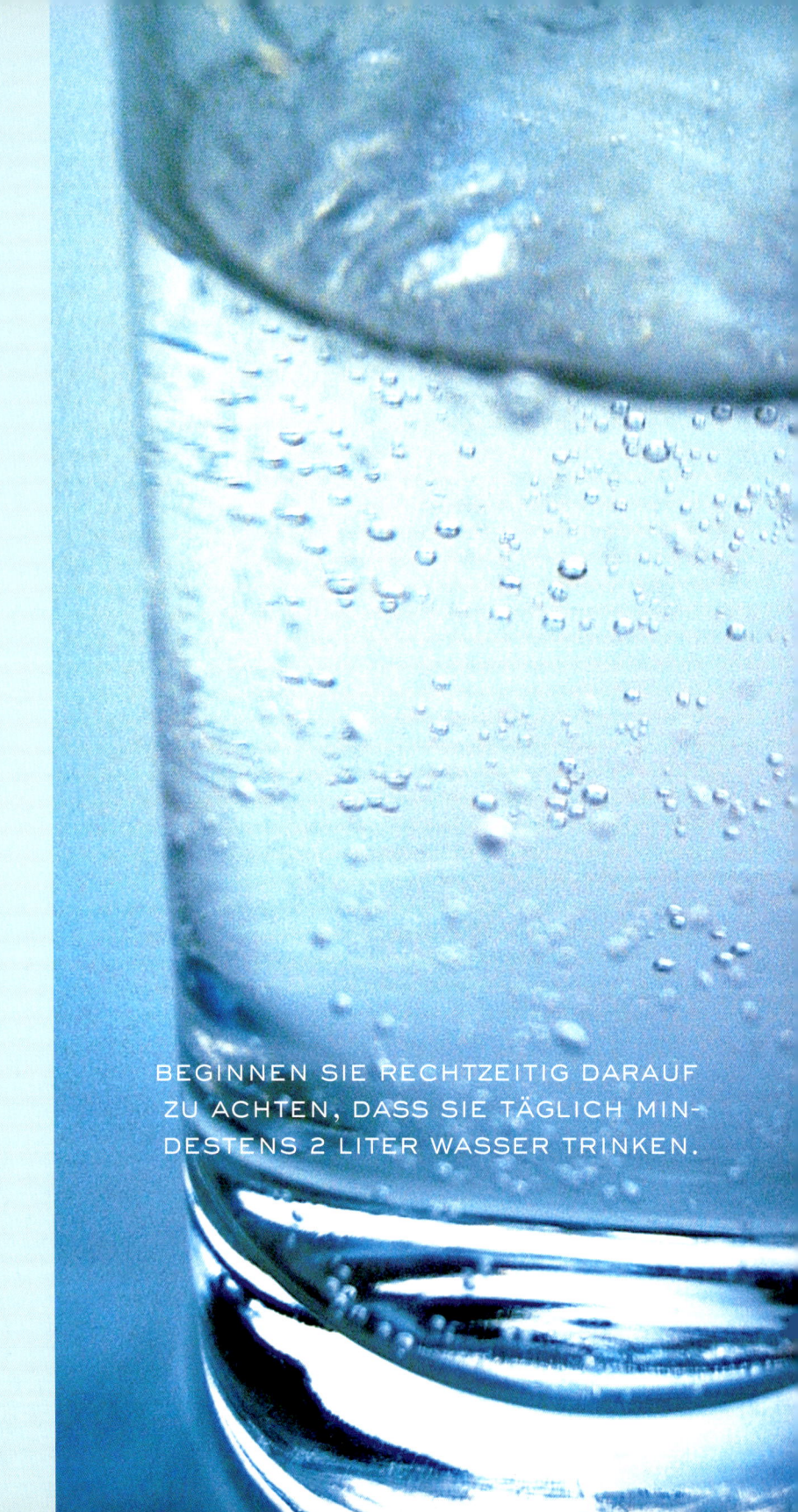

BEGINNEN SIE RECHTZEITIG DARAUF
ZU ACHTEN, DASS SIE TÄGLICH MIN-
DESTENS 2 LITER WASSER TRINKEN.

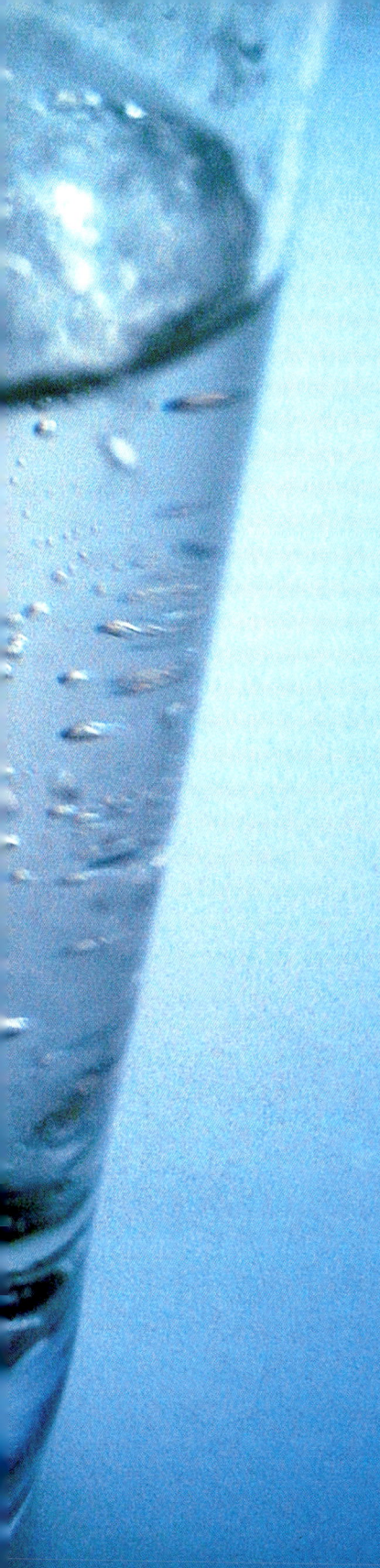

Magen-Darm-Erkrankungen

Ein weiteres wichtiges Gebiet der inneren Medizin bilden die gastroenterologischen Erkrankungen, also die des Magen- und Darmtrakts.
Durch das Zurückfahren der Verdauungsaktivität können chronische Magen- und Darmschleimhautentzündungen abheilen. Die Gabe von Leinsamenschleim unterstützt den Heilungsprozess - keine kulinarische Köstlichkeit, aber er schützt vor der aggressiven Magensäure und wird deshalb von Fastenden mit diesem Krankheitsbild gerne angenommen. Auch kleinere Geschwüre heilen bei dieser Therapie aus.
In besonders hartnäckigen Fällen bevorzugen wir die schleimhautberuhigende Wirkung der Milch-Semmel-Diät nach F. X. Mayr.

Chronische Stuhlverstopfung (Obstipation)

„Wie lange nehmen Sie denn schon Abführmittel?" fragen wir, und die Patientin antwortet resigniert: „Solange ich denken kann, seit mindestens 30 Jahren."
Häufig bilden sich durch gestörte Druckverhältnisse und eine angeborene Bindegewebsschwäche Ausstülpungen der Darmwand (Divertikel), die sich mit alten Stuhlresten füllen, die oft zu Kotsteinen eindicken. Bei Entzündungen dieser Aussackungen spricht man von Divertikulitis. Der Fastende gibt seinem Darm die Chance, sich dieser „Altlasten" zu entledigen. Unterstützend wirken die großen Trinkmengen (ein Teil der Flüssig-

keit geht über den Darm ab), Bittersalz, Colonmassagen, Einläufe und Darmbäder.

Die regulierende und regenerierende Wirkung des Fastens kann auch nach jahrzehntelangem Abführmittelmissbrauch wieder für geregelte Stuhlverhältnisse sorgen. Voraussetzung ist, dass anschließend auf eine ballaststoffreiche Ernährung, ausreichende Trinkmengen und geregelte Bewegung geachtet wird.

Erkrankungen von Leber, Galle und Bauchspeicheldrüse

Die größte Drüse unseres Körpers, die Leber, erweist sich als sehr gutmütiges Organ. Lange Zeit leistet sie trotz Überschwemmung mit zu fettreicher Nahrung und zu viel Alkohol treu ihren Entgiftungsdienst, lagert jedoch allmählich, ohne es durch Warnzeichen anzuzeigen, Fett in die Leberzellen ein.

Im Ultraschall sehen wir die sogenannte Fettleber. Jetzt drängt die Zeit, die Notbremse zu ziehen, da sonst einzelne Leberzellen zugrunde gehen und durch narbiges Bindegewebe ersetzt werden: Die sogenannte Leberzirrhose entsteht. Dieser Prozess lässt sich nicht mehr umkehren. Im Stadium der Fettleber kann die Fastentherapie durch Entleerung der Fettansammlungen in den Gewebezellen die ursprüngliche Funktionskraft wieder herstellen. Auch bei Viruserkrankungen der Leber, der sogenannten Virushepatitis, wirken sich Fastenbehandlungen günstig aus.

Die in der Leber produzierten, für die Fettverdauung wichtigen Gallensäuren werden über ein Gefäßsystem in den Zwölffingerdarm entleert. Als Reservoir dient die Gallenblase, die zu jeder Mahlzeit die entsprechenden Menge Verdauungssaft abgibt. Ebenfalls in den Zwölffingerdarm entleert die Bauchspeicheldrüse ihr basisches Enzymgemisch.

Entzündungen dieser Systeme können beim Fasten gut ausheilen, da durch die fehlende Versorgung mit fester Nahrung erheblich weniger Verdauungssaft gebildet wird. Manchmal entleert die Gallenblase sogar kleine Steinchen im Zuge von sogenannten „Heilkrisen".

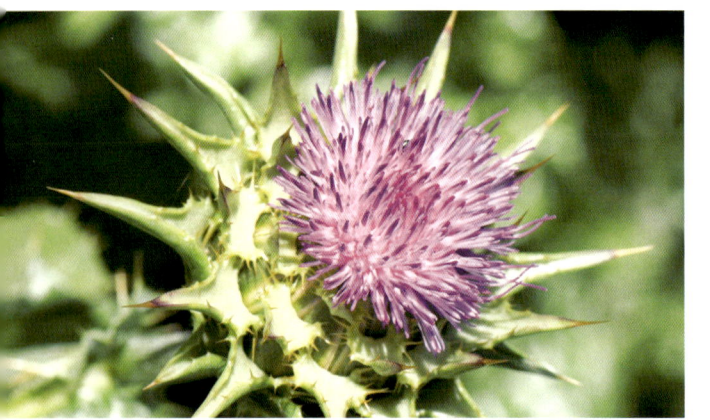

WIRKSTOFFE DER MARIENDISTEL VERBESSERN DEN STOFFWECHSEL DER LEBER.

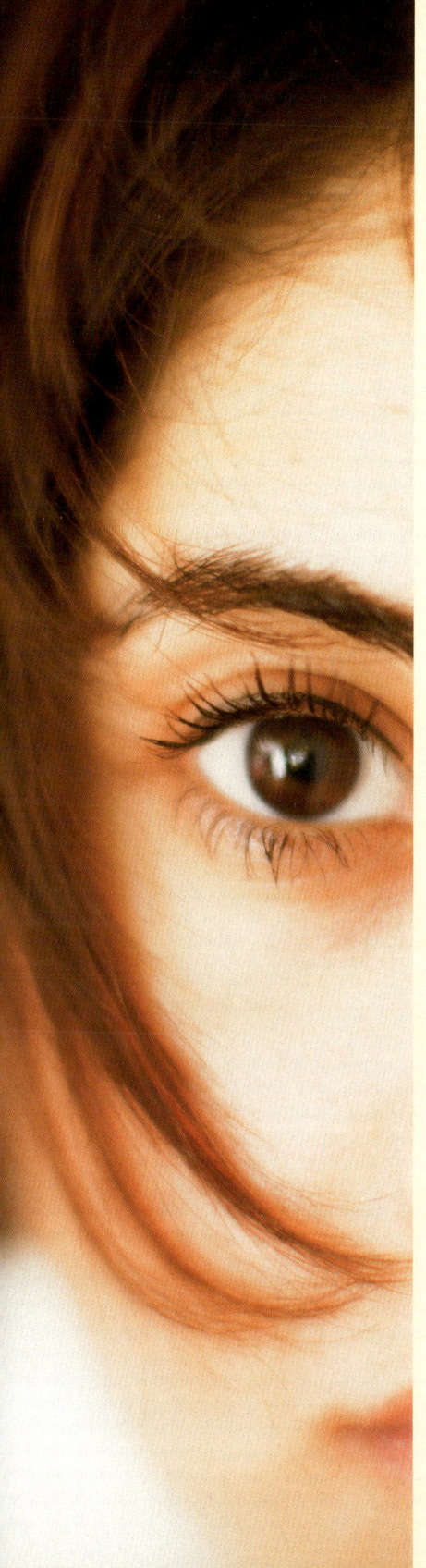

AUCH BEI MIGRÄNE ZEIGT DAS FAS-
TEN SEINE WIRKUNG. DAUERHAFTE
BESCHWERDEFREIHEIT KANN SICH EIN-
STELLEN. EIN FASTENTAG PRO WOCHE
HILFT, DIESEN ZUSTAND ZU STABILISIE-
REN. AUCH KOPFSCHMERZEN ANDEREN
URSPRUNGS LASSEN SICH GÜNSTIG BE-
EINFLUSSEN, UNTERSTÜTZT DURCH PHY-
SIOTHERAPEUTISCHE MASSNAHMEN.

Migräne und Kopfschmerzen

Eine sehr schmerzhafte Erkrankung, die oft nicht mit Stoffwechselstörungen in Verbindung gebracht wird, ist die Migräne. Wir sehen sie aber häufig vergesellschaftet mit chronischer Stuhlverstopfung.

Zu Fastenbeginn erleiden Patienten oft noch einmal einen heftigen Migräneanfall, der typischerweise eine Kopfhälfte befällt und mit Übelkeit und Lichtempfindlichkeit einhergeht.

Ein solcher Anfall lässt sich durch konsequente Darmspülungen und Kopflymphdrainagen deutlich lindern. Im weiteren Fastenverlauf klingen die Beschwerden ab. Sie melden sich manchmal in Form eines leichten Kopfdrucks zurück; nach 3 Wochen zeigt sich aber bei über 90 % der Patienten die ersehnte Beschwerdefreiheit, die in der Regel mindestens ein halbes Jahr anhält und sich nach mehrmaligem Fasten dauerhaft einstellen kann.

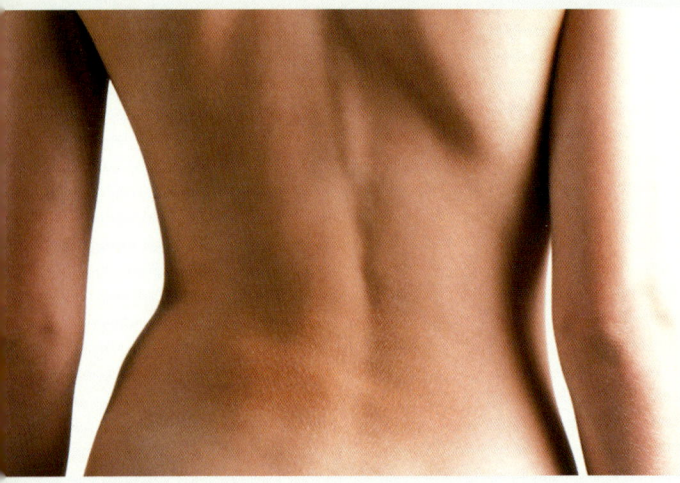

Gelenk- und Wirbelsäulen-Beschwerden

Hunderte von Diagnosen des rheumatischen Formenkreises verwirren den Patienten und oft genug auch den Arzt. Da oft die Ursachen, wie z. B. beim klassischen „Rheuma" (von griechisch: rheo = ich fließe; die Beschwerden fließen von einer Körperstelle zur anderen), der rheumatischen Polyarthritis, noch ungeklärt sind, gibt es auch keine kausale (gegen die Ursache gerichtete) Therapie. Man versucht, mit entzündungshemmenden Medikamenten und der Basistherapie mit tiefeingreifenden Wirkstoffen die Beschwerden einzudämmen.
Ein Zusammenhang mit der Ernährung wurde lange Zeit geleugnet. Heute können wir aufgrund wissenschaftlicher Untersuchungen und unserer Erfahrungen sagen, dass sich die rheumatischen Beschwerden durch Fasten und anschließende vegetarische Ernährung häufig erstaunlich gut lindern lassen.

Bei den degenerativen Erkrankungen (Arthrosen), den Abnutzungserscheinungen, hören die Patienten oft den niederschmetternden Satz: „Das ist Verschleiß, damit müssen Sie leben." Aus naturheilkundlicher Sicht besteht aber - solange ein System lebt - die Chance einer Regeneration. Die Schmerzen an einem arthrotischen Gelenk kommen nicht von der Abnutzung, der Arthrose, sondern entstehen bei der zeitweise aufflammenden entzündlichen Aktivität, der Arthritis. Je nach Schwere der Entzündung sind dann auch die klassischen Entzündungszeichen Wärme, Rötung und Schwellung wahrzunehmen, oft in Verbindung mit einer massiven Vermehrung der Gelenksflüssigkeit im betroffenen Gelenk (Reizerguss).

„Herr Doktor, ich kann meine Hände wieder ohne Schmerzen zur Faust schließen."
Bereits nach wenigen Fastentagen können wir in der Regel ein Abschwellen der Gelenke, eine bessere Beweglichkeit und einen Rückgang der Schmerzen feststellen, so dass die üblichen entzündungshemmenden Medikamente schon bald abgesetzt werden können.
Dabei spielt es keine Rolle, welcher Untergruppe des rheumatischen Formenkreises diese Erkrankung angehört und welcher Arzt sich mit seinem Namen in der Diagnose verewigt hat (z. B. Heberden-Arthrose, Bouchard-Arthrose, Morbus Bechterew und andere). Man erklärt diese Wirkung durch einen Rückgang der Arachidonsäure, der Ausgangssubstanz für die Synthese der Prostaglan-

dine, die bei Entzündungsprozessen und Schmerzempfindung als Botenstoffe eine große Rolle spielen.

Für einen stabilen Langzeiterfolg benötigt der Patient ausgedehnte Fastenperioden von jeweils mindestens drei Wochen aus folgendem Grund: Knorpel, Bänder, Sehnen und Bandscheiben haben einen sehr langsamen Stoffwechsel; wir nennen ihn bradytroph (griechisch: ernährt sich langsam).

Diese Strukturen haben keine oder nur wenige kleine Blutgefäße und sind somit auf einen anderen Transportweg von außen angewiesen. Wir nennen ihn Diffusion (lateinisch: diffundere = sich verbreiten). Das heißt, vom Ort der größeren Konzentration streben die Stoffe zum Ort der geringeren Konzentration, die Nährstoffe also hin zur Zelle, die Stoffwechselendprodukte von ihr weg. Körperliche Bewegung beschleunigt diesen Prozess in Form einer Druck-Saug-Massage auf den Knorpel, das heißt Knorpel will gedrückt und entlastet werden, um gut ernährt zu werden.

Selbstverständlich muss die Dosis der Bewegung dem Krankheitsbild angepasst sein, damit keine Reizung entsteht.

Um Gelenkpatienten ohne Komplikationen durch die Fastenzeit führen zu können, muss man dem Säure-Basen-Haushalt besondere Beachtung schenken. Beinahe bei jedem Fasten steigt die Harnsäurekonzentration im Blut an. Wichtig sind deshalb Harnsäurebestimmungen zu Beginn und auch während des Fastenverlaufs.

Der Harnsäureanstieg erfolgt aus zwei Gründen:

- Durch den Untergang von Zellen, deren Kernmaterial zu Purinen und diese zu Harnsäure abgebaut werden
- Die durch den Abbau von Fettsäuren entstehenden Ketonvebindungen konkurrieren mit der Harnsäure um die Ausscheidungskapazität der Nieren; 70% der Harnsäure werden über die Nieren ausgeschieden, etwa 30% über den Darm

Bei einem hohen Ausgangswert empfiehlt sich die Gabe eines Basenpulvers zur Erhöhung der Pufferkapazität, damit die Harnsäure im sauren Milieu nicht auskristallisiert, insbesondere nicht in den schon geschädigten Gelenken. Diese feinnadelige Auskristallisation im Gelenk würde eine massive Entzündungsreaktion hervorrufen, die wir als Gichtanfall bezeichnen.

Die Schmerzen können dabei so stark sein, dass nicht einmal ein Betttuch als Auflage ertragen wird. Damit solche peinigenden „Heilkrisen" nicht auftreten, erhalten Patienten mit erhöhter Harnsäurekonzentration das Medikament Allopurinol. Diese Substanz hemmt den Abbau von der letzten Vorstufe, dem Xanthin, zur Harnsäure. Xanthin wird problemlos ausgeschieden und verursacht auch keine Gelenkbeschwerden.

Unter Beachtung dieser Vorsichtsmaßnahmen können auch Gichtpatienten mit häufigen Gichtanfällen in der Vorgeschichte problemlos fasten, wenn sie mindestens 2 bis 3 Liter Flüssigkeit pro Tag zu sich nehmen.

Da die angeborene Stoffwechselstörung sich oft erst bei Übergewicht, purinreicher Ernährung und / oder übermäßigem Alkoholkonsum bemerkbar macht, war die Gicht in Notzeiten, wie zum Beispiel während der Kriegs- und Nachkriegszeit bis ca. 1951, nahezu unbekannt.

Die Fastentherapie stellt für den Gichtkranken mit Sicherheit die beste Behandlung dar. Die Harnsäurekonzentration im Körper wird durch den fehlenden Nahrungsnachschub und die beschleunigte Ausscheidung verringert, das belastende Übergewicht geht zurück.

Wir nutzen die Behandlungszeit auch intensiv, um den Patienten in der Nachfolgezeit zu einer überwiegend vegetarischen Ernährung und weitgehendem Verzicht auf Fleisch und Wurst zu motivieren.

Erkrankungen der Niere und der ableitenden Harnwege

„Herr Doktor, schon wieder habe ich ein Antibiotikum nehmen müssen, weil meine Blasenentzündung in immer kürzeren Abständen wiederkommt!"

Besonders in diesen Fällen sollten wir fastenbegleitend eine Therapie für die durch wiederholte Antibiotikagaben geschädigte Darmflora einleiten. Die hilfreichen Darmbakterien, die sogenannten Symbionten, spielen nämlich eine bedeutende Rolle für unser Abwehrsystem. Rund 70% des körpereigenen Immunsystems (lateinisch: immunis = unversehrt) wachen vor der Darmschleimhaut und den zugeordneten Lymphknoten über unsere Gesundheit. Die entzündungshemmende und abwehrsteigernde Wirkung des Fastens hilft dabei, die gestörte Darmflora wieder ins Gleichgewicht zu bringen, so dass der Körper wieder in der Lage ist, über die Harnwege aufsteigende Infektionen selbst wirkungsvoll zu bekämpfen. Das führt schließlich zum Durchbrechen des Teufelskreises der immer wiederkehrenden Rückfälle.

Menschen mit Gelenk- oder Wirbelsäulenbeschwerden müssen während der Fastentherapie besonders auf ihre Harnsäurekonzentration achten.

Wer zur Nierensteinbildung neigt, muss beim Fasten besonders viel trinken, damit alle Stoffwechselendprodukte gelöst bleiben und ausgeschieden werden können.

DER KEIM IST NICHTS,
DAS MILIEU IST ALLES.

LOUIS PASTEUR,
FRANZ. MEDIZINER (1822 - 1895)

Hauterkrankungen

Leider herrscht auch heute in der Dermatologie noch häufig die Vorstellung , dass nur die Hülle des Körpers behandelt werden muss.

„Herr Doktor, mein Ekzem ist trotz Cortisonbehandlung so schlimm, dass ich es nicht mehr aushalte. Zudem bilden sich ständig Furunkel, so dass ich Penicillin nehmen muss. Mein seit Jahren bestehender Fußpilz widersteht allen Behandlungsversuchen. Die Uniklinik sagt: Kommen Sie wieder, das schmieren wir Ihnen weg! Was soll ich tun?"

Aus naturheilkundlicher Sicht bedeutet ein Ekzem den verzweifelten Versuch des Körpers, den gestörten Stoffwechsel durch Ausscheidung über die Haut zu verbessern. Beim Fasten wird die Ausleitung über die anderen Entsorgungswege gefördert, der Stoffwechsel reguliert, das Ekzem heilt ab.

Cortisonhaltige Präparate hingegen unterdrücken das Symptom, so dass das Ekzem unverändert zurückkommt, oder gar schlimmer auftritt. Der geschilderte Patient litt vorher unter einer Blasenbildung an Handflächen und Fußsohlen. Die Blasen lösten sich ab, hinterließen eine trockene, spröde Haut, auf der sich erneut Blasen bildeten. Beim Fasten traten keine Blasen mehr auf, die Haut wurde zunehmend elastischer und widerstandsfähig. Auch die Furunkel verschwanden, der Fußpilz heilte unter antimykotischer Therapie zusehends ab. Für den dauerhaften Erfolg empfehlen

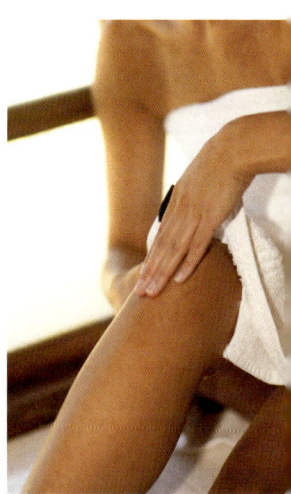

wir in solchen Fällen unterstützende Maßnahmen zur Verbesserung der Darmflora (Ausschluss eines Darmpilzleidens), eine Zahnsanierung zum Ausschluss von eitrigen Herden und einer Amalgam-Belastung, sowie eine psychologische Hilfestellung zum Stressabbau.

Diese Überlegungen gelten auch für Schuppenflechte (Psoriasis) und endogenes Ekzem (Neurodermitis), die durch Fasten oft eine deutliche Rückbildung erfahren. Unterstützend setzen wir UV-Bestrahlung (dem Sonnenlicht entsprechend), Lymphdrainagen und regulierende Verfahren wie Akupunkt- und Fußreflexzonen-Massagen ein. Die Poren der Haut sollten während des Fastens grundsätzlich nicht mit zu fetten Salben verstopft werden, um die Ausscheidung nicht zu behindern. Die Einnahme eines Basenpulvers ist hier hilfreich, um die verstärkte Säureabgabe über die Haut abzupuffern.

Häufig bringen allergologische Tests auf Nahrungsmittel bislang unbekannte Unverträglichkeiten ans Tageslicht, die später beim Kostaufbau berücksichtigt werden können. Nach halbjährigem Weglassen der entsprechenden Nahrungsmittel können sie dann in der Regel wieder problemlos verzehrt werden.

Auch die Nesselsucht (Urticaria, Quincke-Ödem) kann durch Fasten zur Abheilung kommen, selbst wenn man die auslösende Ursache nicht kennt.

Für einen dauerhaften Erfolg sind oft längere und wiederholte Fastenperioden erforderlich.

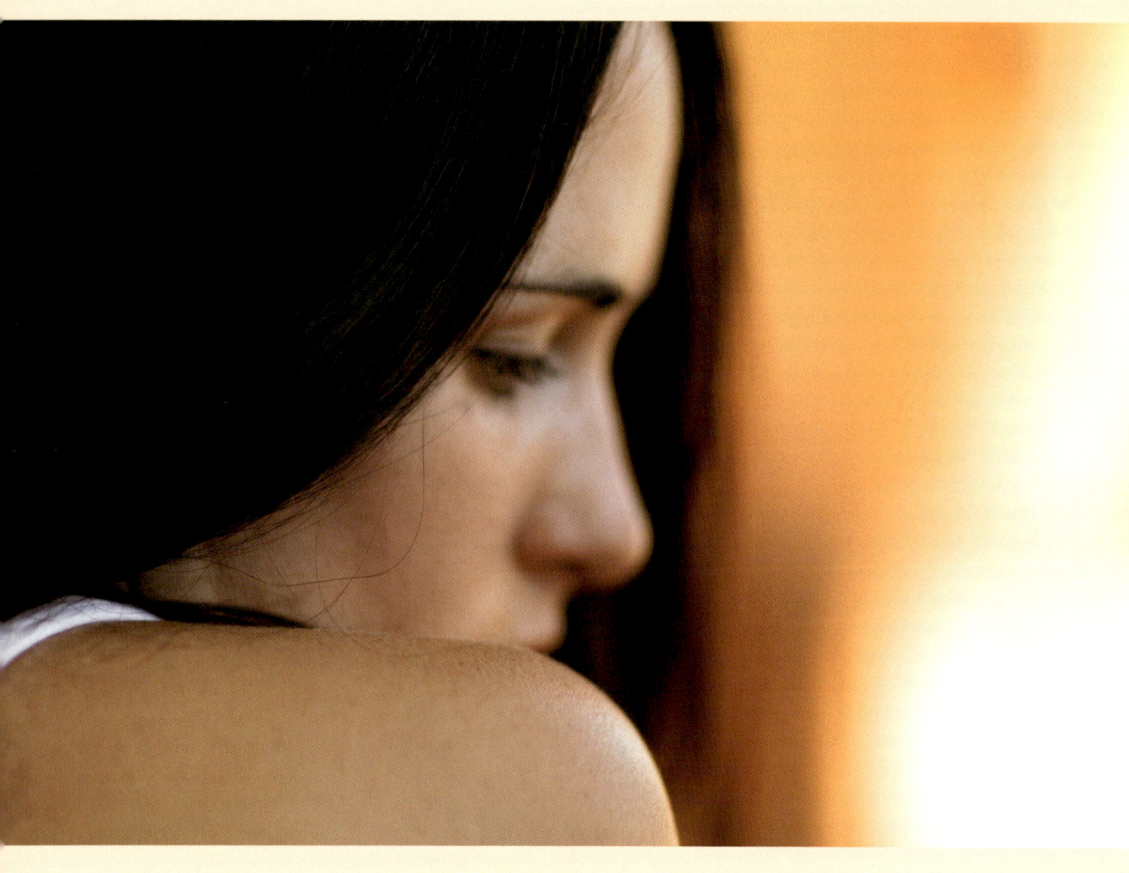

Frauenleiden

Frauen mit Fehlgeburten in der Vorgeschichte erleben manchmal nach dem Fasten eine problemlose Schwangerschaft und Geburt.

Auch bei zahlreichen Erkrankungen aus dem Bereich der Frauenheilkunde (Gynäkologie) bringt das Fasten Erleichterung. Schmerzhafte und anhaltende Regelbeschwerden (Dysmenorrhoe) finden eine dauerhafte Besserung.

Klimakterische Störungen wie Hitzewallungen, Depressionen und Nachtschweiß verschwinden. Die Naturheilkunde deutet ja solche Beschwerden als Zeichen des Wegfalls der ausleitenden Wirkung der Monatsblutung. Nachtschweiß wird dabei generell als Notfallmaßnahme des Körpers interpretiert, wenn er Mühe hat, mit der Ausscheidung der Stoffwechselendprodukte fertig zu werden.

Chronische Entzündungen von Eierstöcken und Eileitern können beim Fasten ausheilen. Ein lang gehegter Kinderwunsch geht deshalb nach dem Heilfasten oft in Erfüllung.

Krankheiten der Atemwege

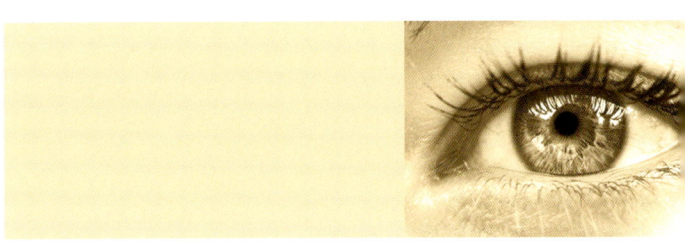

„Das können Sie mir nicht erzählen, dass Fasten bei Asthma hilft", entrüstet sich der Vertreter der Krankenkasse bei den Pflegesatzverhandlungen.

Viele Asthmapatienten kommen zu uns, weil sie unter massiven Cortisongaben erheblich an Gewicht zugelegt haben und trotz maximaler Medikamenteneinnahme mit ihren Atembeschwerden nicht zurechtkommen. Sie spüren schon meist nach wenigen Fastentagen eine zunehmende Befreiung der Atmung. Das Cortison kann ausschleichend reduziert und oft ganz abgesetzt werden. Als hilfreich erweisen sich Atemgymnastik, Bindegewebs- und Klopfmassagen sowie Entspannungsübungen.

Die Fastenwirkung wird heute durch eine Entspannung der sonst verkrampften Bronchialmuskulatur, die Entquellung der gereizten Flimmerzellen in den Atemwegen sowie einen Rückgang der allergischen Aktivitäten erklärt.

Auch andere allergische Erkrankungen, wie zum Beispiel Heuschnupfen, können durch Fasten ganz verschwinden.

Bei den chronischen bakteriellen Entzündungen des Nasennebenhöhlen- und Rachenraums sehen wir in den ersten Fastentagen eine Verflüssigung und vermehrte Absonderung von Schleim und in der Folge eine zunehmende Abheilung. Die Infektanfälligkeit ist hinterher deutlich geringer.

Augenerkrankungen

Die entzündungshemmende und stoffwechselregulierende Potenz des Fastens erstreckt sich auch auf das Gebiet der Augenheilkunde. So verschwinden chronische Entzündungen des Lidrandes und der Bindehaut (Blepharitis, Conjunctivitis). Beim Grünen Star (Glaukom) führt die entstauende Wirkung des Fastens zum Absinken des erhöhten Augeninnendrucks.

Unfallfolgen und Operationsnarben

„Lieber Herr Doktor, das ist doch nicht Ihr Ernst! Jetzt hatte ich schon den schweren Unfall, und nun soll ich auch noch aufs Essen verzichten? Davon sollen meine Schmerzen weggehen? Aber nachdem mir bisher keiner helfen konnte, probiere ich es eben!"

Patienten, die einer schweren Unfall mit vielen tiefgreifenden Verletzungen (Polytrauma) erlitten haben, behalten oft einschneidende und schmerzhafte Behinderungen zurück. Bei der Narbenbildung kommt es häufig zu schmerzhaften Verhärtungen im Gewebe und zu Verkürzungen (Keloiden, Kontrakturen). Die Durchtrennung von Leitungsbahnen des Gewebewassers und im Stau abgelagerte entzündliche Eiweißstoffe können schmerzhafte Schwellungszustände (Lymphödeme) verursachen. Oft ist es schwierig zu unterscheiden, ob die chronischen massiven Schmerzen zum Beispiel von durchtrennten Nerven und Wucherungen an deren Enden (Neurinome) herrühren, oder zum Beispiel von Stauchungen durch die Gewalt des Aufpralls mit Blockierungen der Wirbelgelenke oder durch Gefügelockerung, Dehnung und Zerrung von Sehnen und Bändern. Vielleicht haben auch Mikroverletzungen von kleinsten venösen und arteriellen Gefäßen zu Versorgungs- und damit zu Sauerstoffmangelschmerzen (Ischämie) geführt.

Nach Operationen können die geschilderten Folgebeschwerden in ganz ähnlicher Weise auftreten. Es ist nämlich durchaus nicht selbstverständlich, dass eine Operationswunde sich sofort wie mit Sekundenkleber problemlos verschließt und nur noch eine haarfein sichtbare Markierung auf der Haut hinterlässt.

Die Chirurgen nennen diesen optimalen Verlauf Primärheilung. Sind jedoch Stoffwechsel- und Abwehrleistung gestört, oder verhindert eine zu dicke, schlecht durchblutete Fettschicht den Heilungsprozess, fühlen sich Bakterien in diesem Milieu besonders wohl und nisten sich ein. Der Zerfall der weißen Blutkörperchen, der „Gewebspolizei", führt zu eitriger Absonderung, die Wunde verschließt sich nur langsam vom Rand her, wie ein austrocknender See mit behindernden, schmerzenden, entstellenden Narben. Bei inneren Wunden, zum Beispiel im Bauchraum, bilden sich dann oft Verklebungen, mit benachbartem Gewebe, die sogenannten Verwachsungen. Entstehen dabei ringförmige narbige Einschnürungen des Darms spricht man von Briden. Diese führen oft zu quälenden, sehr schmerzhaften Einschränkungen der Darmbewegung und Stockungen bei der Beförderung des Darminhaltes bis hin zum Darmverschluss (Ileus).

Auch die seelische Verletzung als Ursache von Schmerzzuständen nach Unfällen und Operationen spielt oft eine erhebliche Rolle. Das Ausheilen der seelischen „Wunde" dauert oft erheblich länger als der Verschluss der rein körperlichen Verletzung.

Da man beim Fasten von körperei-

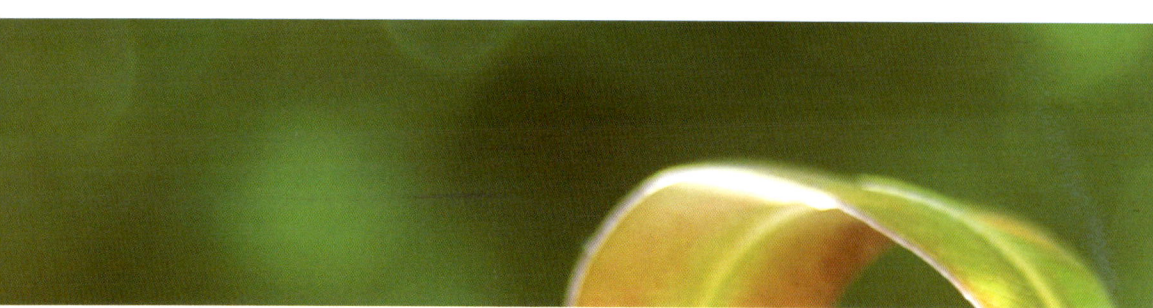

genem Material zehrt und der Körper mit der Weisheit seines inneren Arztes zwischen Notwendigem und Entbehrlichem, ja Schädlichem, zu unterscheiden weiß, wird Verletzungsgewebe bereinigt, die Narben werden weicher, das Gewebe entstaut sich, die Schmerzen lassen nach, die Funktionen verbessern sich oft in nicht mehr erwarteter Weise. Manchmal kehren sogar der verlorene Geschmacks- und Geruchssinn wieder. Auch die seelischen Wunden heilen beim Fasten schneller, gemäß der ordnenden inneren Bereinigung.

Unterstützend wirkt dabei eine einfühlsame Gesprächstherapie.

Psychovegetative Erschöpfung

„Was, ich soll fasten, ich bin doch sowieso schon so kaputt!", entfährt es dem zermürbten Wesen. „Ich kann nicht schlafen, schwitze nachts fürchterlich und bin schrecklich nervös."

Bei vielen Patienten steht eine ausgeprägte psycho-vegetative Erschöpfung im Vordergrund, sei es durch beruflichen Stress, familiäre Überforderung oder zwischenmenschliche Enttäuschungen.

Wie ein Motor bei ständig überhöhter Drehzahl heißläuft und Schaden nimmt, so wird auch unsere Psyche durch übermäßige Anspannung erschöpft und verletzt. Das Fasten durchbricht den Kreislauf der permanenten Anspannung und bewirkt eine tiefgreifende Umstimmung vom Angespanntsein, dem Sympathikotonus, zur Entspannung, dem Parasympathikotonus.

Unter diesen Ruhebedingungen kann die Verwundung der geschundenen Seele ausheilen. So wie sich eine Schnittwunde nicht unter Zug und Druck komplikationslos verschließt, so kann auch die Psyche nur abseits von Zug und Druck genesen.

Stoffwechselgifte können nicht nur organische Funktionsstörungen verursachen, sondern auch zu Depressionen, Aggressivität, Schlafstörungen und Erschöpfungssyndromen führen. Während des Fastens mit seinen ausleitenden Maßnahmen kann sich der Körper der Stoffe entledigen, die ihn physisch und psychisch belasten. Wir beobachten häufig bereits nach wenigen Fastentagen eine deutliche Stimmungsaufhellung, eine Zunahme der inneren Ruhe und die Rückkehr der Lebensfreude.

Fasten als seelische Reinigung

Der Fastende erlebt nicht nur körperliche Reaktionen, sondern auch intensive Änderungen seiner Gefühlslage. Sie kann zwischen euphorischem Glücksgefühl und bedrückender Niedergeschlagenheit hin und her pendeln. Längst vergangene, verdrängte Erlebnisse tauchen aus den untersten Schubladen unseres Bewusstseins auf, in denen wir sie doch so sorgfältig verstaut hatten. Unvermittelt werden sie in die Gegenwart unserer Gefühle gespült und erzeugen oft einen heftigen seelischen Aufruhr. Die ungelösten Probleme liegen bloß und schreien nach Aufmerksamkeit. „Ich habe das Gefühl, ich muss etwas für meine Seele tun", hören wir oft in dieser Situation von Patienten.

Sie bemerken, dass sie sich auf einem Terrain bewegen, auf dem sie sich überhaupt nicht auskennen. Sie wenden sich oft zum ersten Mal in ihrem Leben sich selbst zu. „Was verstehen Sie unter Seele?" fragen wir zurück und hören dabei keine Antwort, von der man den Eindruck haben könnte, es sei schon einmal länger darüber nachgedacht worden. Fragt man hundert Leute, erhält man hundert verschiedene Antworten zur Definition „Seele".

Nach Udo Derbolowsky ist die Seele die Summe unserer Verhältnisse, in denen wir leben. „Verhältnisse?" fragt der Patient. Die Antwort ist einfach. Wir haben zu allen Dingen, die uns umgeben, ein Verhältnis: zu unserem Schreibtisch, zu unserer Kleidung, zu unserem Partner, zu unseren Kindern, zu Gott und, oh Wunder, auch zu uns selbst.

Die entscheidende Frage ist: Sind es gute oder schlechte Verhältnisse?

WAS FÄLLT IHNEN BEI DER BETRACHTUNG IHRES SPIEGELBILDES EIN? MÖGEN SIE SICH EIGENTLICH?

Oft kommt geradezu empört die Antwort: „Natürlich nicht!" Dieser Ausruf zeugt von selbstbeschädigendem Verhalten - wir sprechen von „Autoaggression", der Wurzel aller psychosomatischen Erkrankungen. Dieser Mensch hat also ein schlechtes Verhältnis zu dem, der eigentlich sein bester Freund sein sollte, nämlich zu sich selbst. Achten Sie einmal auf den Tenor Ihrer Selbstgespräche - wir führen ja in Gedanken ständig einen Dialog mit uns selbst. Trösten Sie sich bei Missgeschicken liebevoll selbst, oder beschimpfen Sie sich womöglich mit Ausdrücken wie: „Ich Esel, ich Idiot" und beschädigen sich dadurch selbst?

Allein das Wort „ich ärgere mich", macht sehr deutlich, dass wir uns selbst Schaden zufügen. Wie kommen wir nun aus dieser Misere heraus? Was tun wir zum Beispiel, wenn wir jemand anderen nicht mögen?

Hier hat sich der schöne Begriff des „Heranliebens" (Udo Derbolowsky) etabliert. Das bedeutet, dass wir Tat und Täter trennen, also einen Unterschied machen zwischen dem Menschen als uns ebenbürtigem

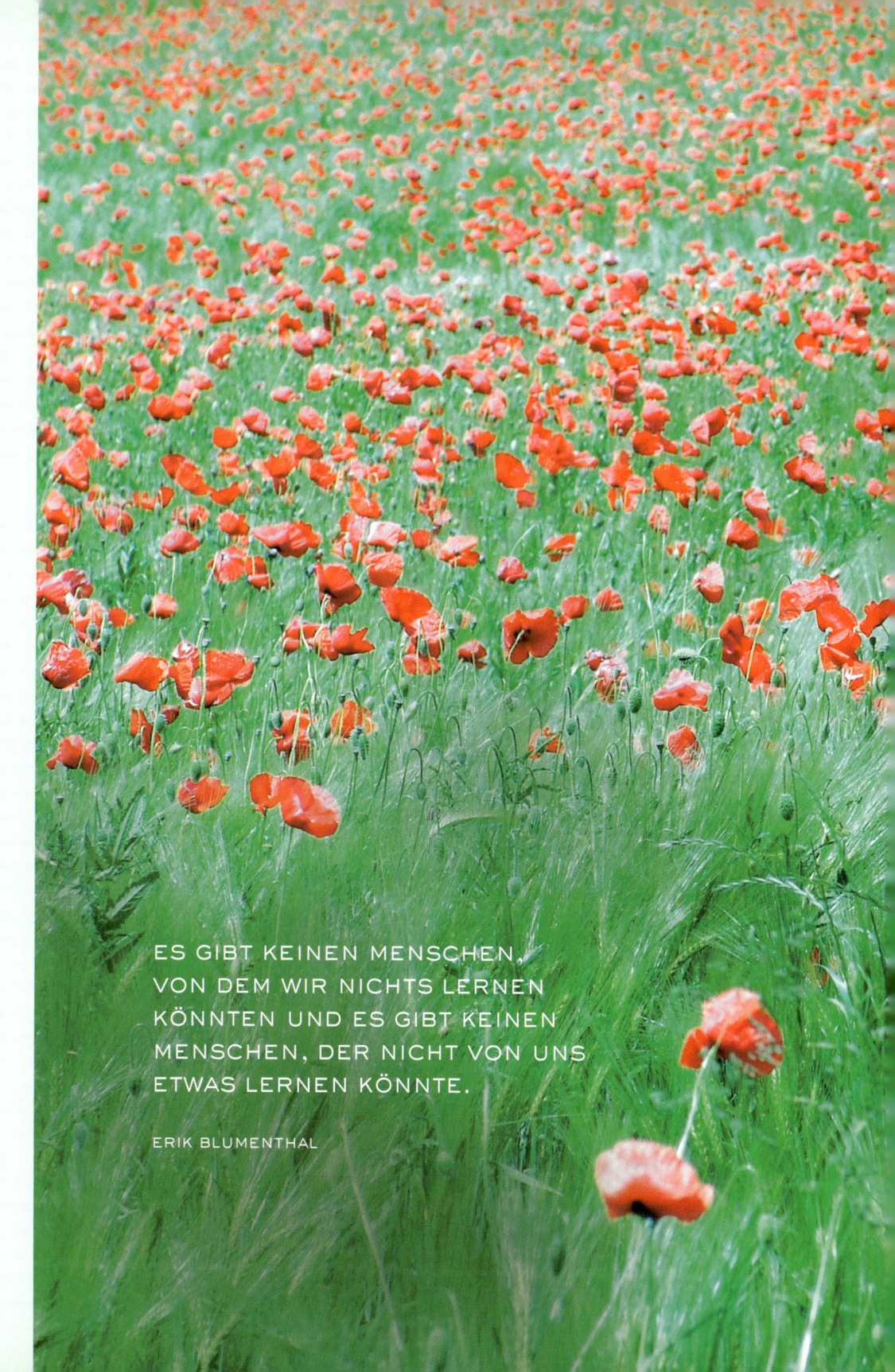

ES GIBT KEINEN MENSCHEN,
VON DEM WIR NICHTS LERNEN
KÖNNTEN UND ES GIBT KEINEN
MENSCHEN, DER NICHT VON UNS
ETWAS LERNEN KÖNNTE.

ERIK BLUMENTHAL

Geschöpf Gottes und dem, was er tut. Wir achten und lieben ihn als Mensch, können aber manche seiner Taten ablehnen. Nähern wir uns diesem Menschen nun aus dem Blickwinkel der Ebenbürtigkeit und Gleichwertigkeit, stellen wir fest, dass ein neues, besseres Verhältnis möglich wird. Gelingt es uns, diesen Gedanken ehrlich und aufrichtig in die Tat umzusetzen, werden wir erstaunt feststellen, dass auch der andere sich dem positiven Sog nicht entziehen kann. Dieses Vorgehen bewährt sich auch in der Partnerschaft und beim Umgang mit Kindern. Es bewahrt uns vor der sogenannten „bedingten Liebe", nach dem Motto: „Ich mag dich nur, wenn du ..."

DIE BOTSCHAFT DES ERFOLGES LAUTET: „ICH LIEBE DICH IMMER, ABER DAS, WAS DU DAS GETAN HAST, MAG ICH NICHT, VERLETZT MICH, BILLIGE ICH NICHT, ETC."

Sie werden erstaunt sein, wie dieses Vorgehen bei Schwierigkeiten mit dem Partner oder den Kindern verhärtete Fronten aufweicht. Vermeiden Sie bei Fehlleistungen das Wort „Schuld", sprechen Sie von „verursachen". Aus diesen Ausführungen können Sie sehen, wie durch den liebevollen Umgang mit sich selbst und anderen aus einem schlechten Verhältnis ein gutes werden kann. Wir können niemals einen anderen ändern, nur unsere eigene Einstellung. Die Suche nach den schlechten Eigenschaften unseres Nächsten wird ersetzt durch die manchmal mühevolle Suche nach seinen guten Seiten.

- Hadern Sie nicht mit der Vergangenheit, sie ist nicht zu ändern
- Bemühen Sie sich, Ärger und Enttäuschung loszulassen, das Geschehene ohne nachtragenden Groll zu akzeptieren. „Ich bin an diesem Erlebnis gereift"
- Die Gegenwart braucht Ihre ganze Aufmerksamkeit und Kraft. Nur im Jetzt können Sie handeln und verändern
- Fördern Sie positive, lösungsorientierte Gedanken und lassen Sie sich nicht in Kreisen angstvoller, unproduktiver Sorge gefangen nehmen

Im Zuge einer kombinierten Fastentherapie in der Klinik findet sich Zeit für qualifizierte Hilfen, wie man sein Selbstbild aufwertet und das Leben wieder genießen lernt: Ichstärkung. Da beim Fasten seelische Verkrustungen aufbrechen, kann der Hilfesuchende praktikable Lösungswege leichter erkennen und bereitwilliger in sein Übungsprogramm aufnehmen. So wird „seelischer Müll" dauerhaft entsorgt.

Einen erstaunlichen Erfolg bringt als morgendliche Übung der Gang zum Spiegel. Wir blicken uns fröhlich und fest in die Augen, begrüßen uns mit dem Vornamen: „Liebe(r)..., Du bis mein bester Freund!" Probieren Sie es aus! Sie werden von der wohltuenden Wirkung überrascht sein.

WER SOLL NICHT FASTEN?

Nachdem die Fastentherapie als klassisches Naturheilverfahren eine tiefgreifende Aktivierung unseres Stoffwechselgeschehens bedeutet und die Entgiftungsleistung unseres Körpers mobilisiert, gibt es naturgemäß wenige Gegenanzeigen. Fasten als bewusste Verzichtleistung setzt natürlich ein Mindestmaß an Einsichtsfähigkeit voraus.

Menschen mit eingeschränkter Hirnleistung, zum Beispiel **bei Durchblutungsstörungen des Gehirns** (Cerebrovaskulärer Insuffizienz) in fortgeschrittenem Stadium, sind den Anforderungen des Fastens nicht gewachsen.

Bei Kindern hängt der Wille zum Fasten sehr stark vom individuellen Reifegrad und der Einwirkung der Eltern ab. In unserer Klinik zum Beispiel fasteten schon Sechsjährige wegen ständiger Infektanfälligkeit in Begleitung der Mutter mit gutem Erfolg. Zum Einsatz kommen dann oft kürzere Phasen von Saftfasten in Kombination mit Milch-Brötchen-Diät.

Unverzichtbar für das Fasten ist auch ein Mindestmaß an körperlichen Energievorräten. **Stark Untergewichtigen** fehlt das Brennmaterial für den Ofen „der Müllverbrennung", Menschen mit stark zehrenden Erkrankungen wie zum Beispiel aktiver Tuberkulose oder entgleister Überfunktion der Schilddrüse (Hyperthyreose) sind für das Fasten nicht geeignet.

Manifeste bösartige Erkrankungen wie **Krebs** stellen bislang keine Indikation für das Fasten dar, nicht etwa weil bewiesen wäre, dass Fasten schädlich sei, sondern weil die teils spektakulären Heilerfolge zum Beispiel des österreichischen Heilpraktikers Breuss mit seiner 40-tägigen Saftfastenkur nicht so sorgfältig dokumentiert sind, dass man daraus guten Gewissens eine Empfehlung ableiten könnte.

Bei den Essstörungen stellt die Magersucht (Anorexia nervosa) keine Indikation zum Fasten dar, während bei der Esssucht (Bulimie) unter intensiver psychotherapeutischer Begleitung Fasten den Einstieg in neue Essensgewohnheiten bedeuten kann.

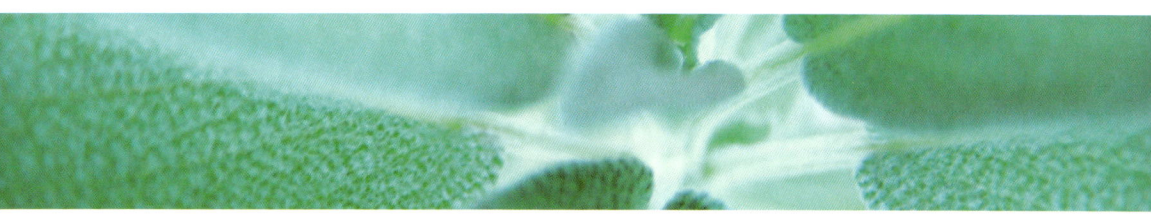

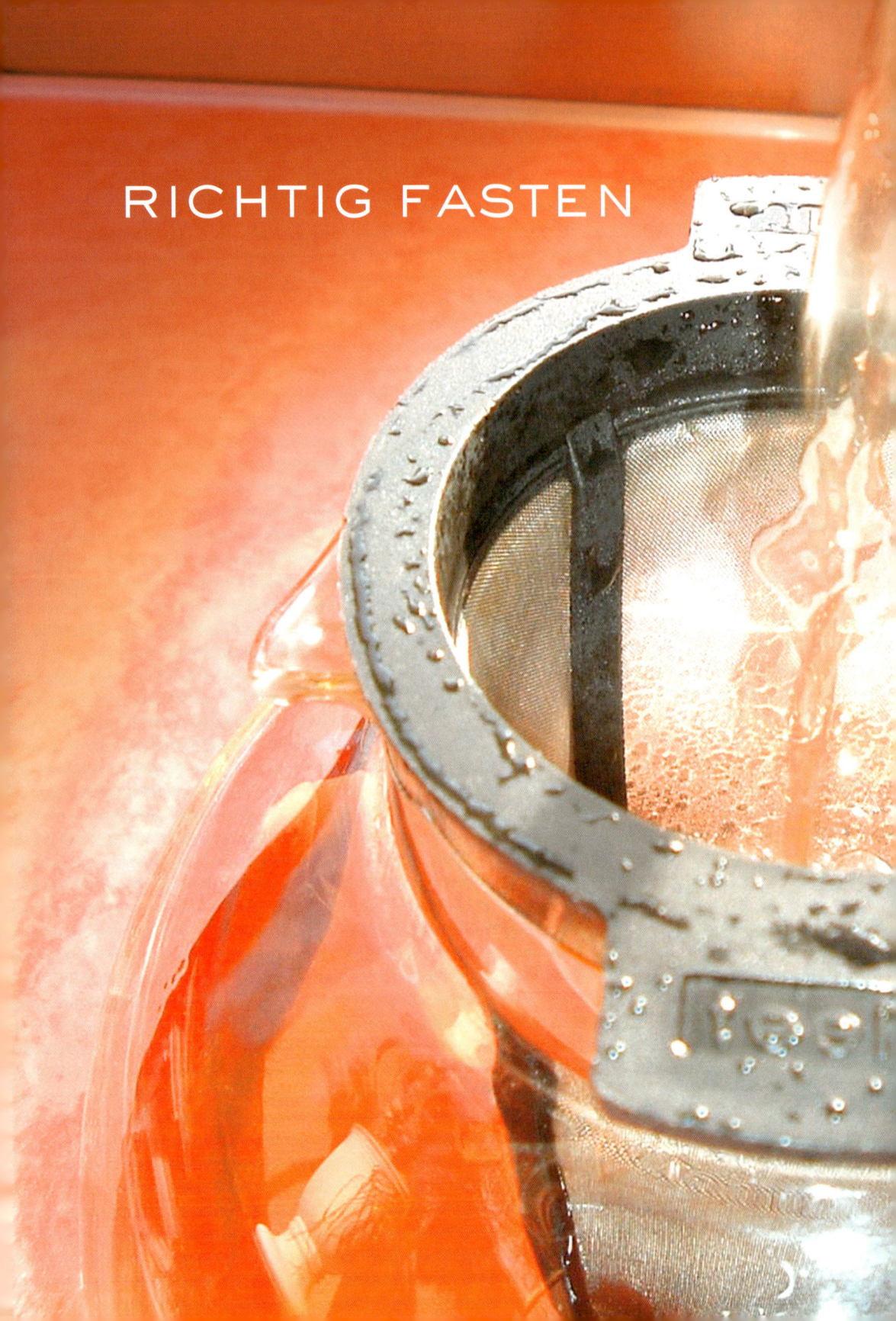
RICHTIG FASTEN

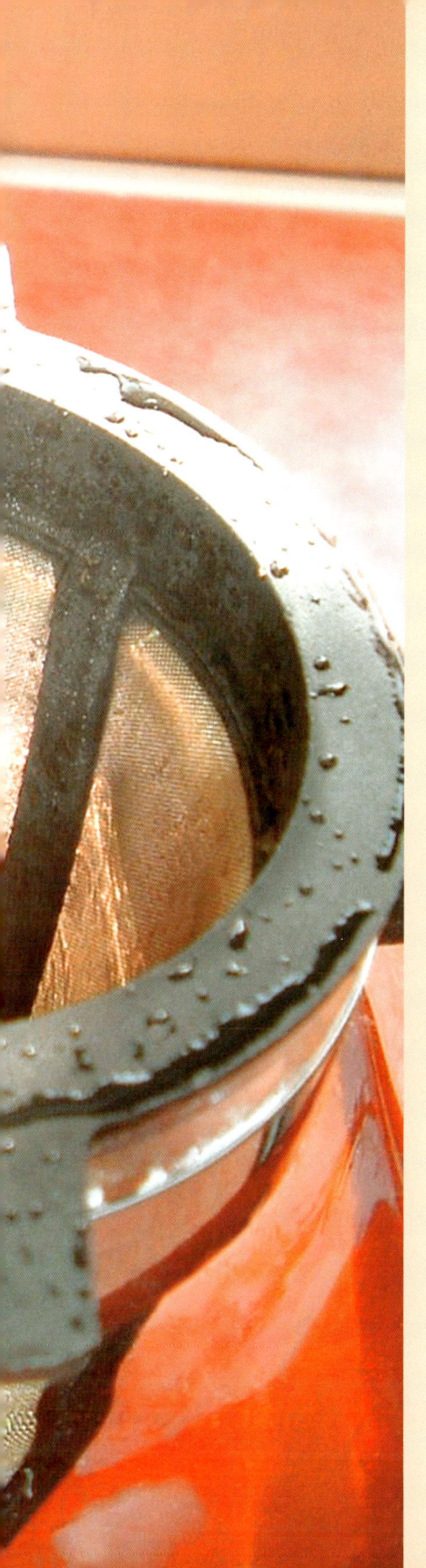

WENN DU NICHT MEHR
BEREIT BIST, DEIN LEBEN
ZU ÄNDERN, KANN DIR
NICHT GEHOLFEN WERDEN.

HIPPOKRATES

FASTENMETHODEN

Saftfasten

Beim Saftfasten nimmt man etwa 160 - 200 kcal pro Tag auf.

Zugeführt werden pro Tag:
1/2 Liter frisch zubereitete heiße Gemüsebrühe,
1/4 Liter frischer Gemüse- oder Fruchtsaft (je nach Tradition der Fastenschule - Buchinger, Lützner, von Weckbecker, Spiske u.a.)
1/4 Liter Kräutertee mit einem Esslöffel Honig (etwa 30 g), mindestens 2 Liter Flüssigkeit in Form von Wasser, Mineralwasser oder ungesüßtem Kräutertee.

Fasten mit Getreideschleimen

Besonders bei Magen- und Darmschleimhautempfindlichen haben sich Dinkel-, Hafer-, Reis- und Leinsamenschleim gut bewährt. Dabei nimmt der Fastende dreimal täglich jeweils 1/4 bis 1/2 Liter des Getreideabsuds zu sich. Auch bei dieser Fastenform muss man zusätzlich mindestens 2 Liter Flüssigkeit (ohne Kalorien) trinken.

Molkefasten

Beim Molkefasten nimmt man ca. 300 - 350 kcal pro Tag auf.

Als Molke bezeichnet man die Restflüssigkeit, die sich bei der Käseherstellung von der Milch abscheiden lässt. Molke enthält Eiweiß, Milchzucker, Mineralien und Vitamine, aber kein Fett und kein Cholesterin.
Pro Tag werden 1 bis 1 1/2 Liter Molke, zusätzlich Kräutertee, 80 ml Pflanzensäfte (Löwenzahn und Brennnessel) und Mineralwasser getrunken.

Alle Fastenformen werden durch individuell abgestimmte Maßnahmen wie wohldosiertes Bewegungstraining, Kneippsche Anwendungen, Sauna, Förderung der Darmentleerung, Massagen und Entspannungsübungen ergänzt.

Fastenähnliche Therapievarianten

In der Mayrschen Schule wird unterschieden zwischen reinem Heilfasten nach Mayr, wobei nur Tee und Karlsbader Salz verabreicht werden, und der Milch-Semmel-Diät. Diese beinhaltet feste Nahrungsbestandteile und eine höhere Kalorienzahl und wird deshalb nicht mehr zu den strengen Fastenmethoden gezählt.

FASTEN IN DER KLINIK

„Abnehmen können Sie doch auch zu Hause", sagte der Arzt zu dem hilfesuchenden Menschen, der sich gerade an den Gedanken herangeliebt hat, eine Fastenklinik aufzusuchen. „Und außerdem, so dick sind Sie doch gar nicht!"
Oft muss der Patient seinem Arzt mit großer Hartnäckigkeit klarmachen, dass Fastenklinik nicht gleich Abspeckklinik bedeutet und dass Fasten als eine naturgemäße Behandlung chronischer Erkrankungen sinnvoll ist.
Sich „ausklinken" aus beruflichen und häuslichen Zwängen ist eine wesentliche Voraussetzung für den optimalen Heilerfolg einer Fastenperiode. So bietet sich die Chance, den Trampelpfad der verschleißenden Routine zu verlassen und innere Einkehr zu halten. Losgelöst von Stress und Termindruck wollen wir in dieser Zeit unserem Körper und unserer Seele die ganze Aufmerksamkeit schenken. Oft hören wir vorwurfsvoll, wenn Kuranträge abgelehnt worden sind, „ich kann meinen Urlaub doch nicht dem Fasten opfern!". Die Wurzel des Wortes „Urlaub" liegt in „erlauben". Was erlauben wir uns denn normalerweise? Sonnenbrand an Traumstränden, Zittern vor Flugangst in schrottreifen Düsenklippern, Mastkuren an übervollen Büfetts, ständig abgelenkt durch ein lückenloses Unterhaltungsprogramm, um bloß keinen Gedanken an sich selbst und die Richtigkeit der Investition

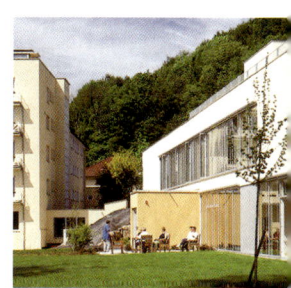

aufkommen zu lassen. Warum erlauben wir uns nicht einfach eine Pause zugunsten unserer Gesundheit und Lebensfreude?
Stimmen Sie sich auf das Fasten nicht mit einer üppigen fleisch- und fettstrotzenden „Henkersmahlzeit" ein - Sie könnten es am ersten Fastentag mit Kopfschmerzen und Übelkeit büßen.

ENTLASTEN SIE DEN KÖRPER BEREITS EIN ODER ZWEI TAGE VOR FASTENBEGINN MIT VEGETARISCHER KOST UND FREUEN SIE SICH AUF DIE ERLEBNISREICHE REISE DURCH DAS REICH DES FASTENS.

Medikamente beim Fasten

Oft noch bevor sich ein Patient zum Erstgespräch bei uns niederlässt, deponiert er seufzend eine Plastiktüte auf dem Tisch, angefüllt mit Dosen, Schächtelchen, Sprays und Tuben. Hier gilt es, fachkundig die Spreu vom Weizen zu trennen.
Die alten Fastenärzte konnten noch getrost zu Beginn alle Medikamente absetzen, da die damals zur Verfügung stehenden Präparate einfacher zu handhaben waren. Die heutigen, oft tief in die Steuermechanismen des Körpers eingreifenden chemischen Substanzen können oft nur ausschleichend abgesetzt werden, zum Beispiel Betablocker. Auf entwässernde Medikamente hingegen sollte man bald-

möglichst verzichten, da sonst zu starke Wasser- und Mineralverluste während des Fastens auftreten.

Medikamente, die einen Mangel ersetzen, wie zum Beispiel Schilddrüsenhormone, müssen weitergegeben werden. Beim Diabetiker muss die blutzuckersenkende Medikation weitgehend eingeschränkt oder ganz abgesetzt werden, um eine Unterzuckerung zu vermeiden.

Empfängnisverhütende Hormonpräparate sollten abends eingenommen werden, aufgrund der abführenden Maßnahmen ist jedoch kein sicherer Empfängnisschutz zu garantieren.

Mit Marcumar (blutverdünnendes Medikament) eingestellte Patienten bedürfen einer sehr sorgfältigen Betreuung mit kurzfristigen Kontrollen der Blutgerinnung (Quick, INR), da während des Fastens sehr wenig Wirkstoff benötigt wird. Sie dürfen unter keinen Umständen auf eigene Faust fasten.

Harnsäuresenkende Medikamente werden in der Regel weitergegeben, um den fastenbedingten Harnsäureanstieg abzufangen und Gichtanfälle zu vermeiden.

Genussgifte

„Wenn ich schon aufs Essen verzichten soll, kann ich doch nicht gleichzeitig noch das Rauchen aufgeben!"

Glücklicherweise schmecken Zigaretten beim Fasten nicht mehr so gut. Manchem Fastenden wird sogar regelrecht übel. Auch das Argument „Wenn ich nicht mehr rauche, nehme ich an Gewicht zu", entfällt jetzt. In einer drei- bis vierwöchigen rauchfreien Periode bleibt Zeit, das weitere Leben ohne Zigarette zu organisieren, zum Beispiel Familie und Freunde um Mithilfe zu bitten. Wer Ihnen nach erfolgreicher Rauchentwöhnung die erste Zigarette schmackhaft machen will, kann nicht Ihr bester Freund sein. Konsequentes Nichtrauchen kann bei dem, der es nicht schafft, Neid erzeugen. Laufen Sie nicht in diese Falle.

Auf Alkohol soll beim Fasten generell verzichtet werden. Er wird bevorzugt in der Leber abgebaut und behindert die dort auf Hochtouren laufenden Entgiftungsprozesse. „Wenn ich aber Wein trinke, wiege ich am nächsten Tag weniger als sonst!" Diese Beobachtung stimmt, ist aber nur Ausdruck einer kurzfristig vermehrten Wasserausscheidung - Alkohol hemmt das antidiuretische Hormon, das normalerweise für einen ausgewogenen Wasserhaushalt sorgt. Unter dem Strich schlagen die zusätzlich zugeführten Kalorien zu Buche. Zu allem Überfluss behindert Alkohol die Harnsäureausscheidung, deren Menge im Blut durch das Fasten ansteigt. So drohen Gichtanfälle und die Bildung von Nierensteinen. Ist es nicht schön, sich zu beweisen, dass man für einige Wochen locker auf Alkohol verzichten kann?

Auch die im Alltagsstress oft eingesetzte Antriebspeitsche Kaffee oder schwarzer Tee ersparen wir unserem erschöpften Körper beim Fasten. Die Inhaltsstoffe Koffein und Thein verengen die Blutgefäße, was zwar subjektiv durch den ansteigenden Blutdruck anregend und euphorisierend wirken kann, gleichzeitig aber den Abtransport

belastender Stoffwechselendprodukte behindert. Zudem können
Röststoffe des Kaffees den leeren
Magen-Darm-Trakt reizen und in
der Gallenblase peinigende Koliken
hervorrufen.

Unterstützung der Ausscheidungswege

Gelingt es uns nicht, die durch das
Fasten mobilisierten Stoffwechselgifte auszuscheiden, „setzen sie
sich hinterher wieder wie in einem
Putzeimer mit schmutzigem Wasser
ab". (Dr. von Weckbecker)
Äußerst wichtig ist es, regelmäßig
zu trinken, pro Tag mindestens
zwei bis drei Liter kalorienfreie
Getränke wie Wasser und Kräutertee, denn unsere Nieren brauchen Spülwasser. Sie müssen die
vermehrte Anflut von Harnsäure
ausscheiden, die bei zu geringem
Flüssigkeitsangebot in den Nieren
zu Steinchen auskristallisieren oder
in den Gelenken einen Gichtanfall
auslösen kann. Von besonderer
Bedeutung ist die Ausscheidung
über den Darm. Er wird als die nach
innen gestülpte Wurzel des Körpers
bezeichnet, weil er die für uns
wichtigen Nährstoffe aufnimmt.
Beim Fasten ersparen wir ihm diese
Aufnahmeleistung weitgehend. So
wird Energie frei für die verstärkte
Ausscheidung der anfallenden Ab-
fallprodukte. Damit diese nicht zu
lange im eher trägen Fastendarm
verweilen und den Körper durch
Fäulnis- und Gärungsgifte belasten,
ist eine regelmäßig Darmreinigung
erforderlich. Verschiedene Methoden haben sich dabei bewährt.

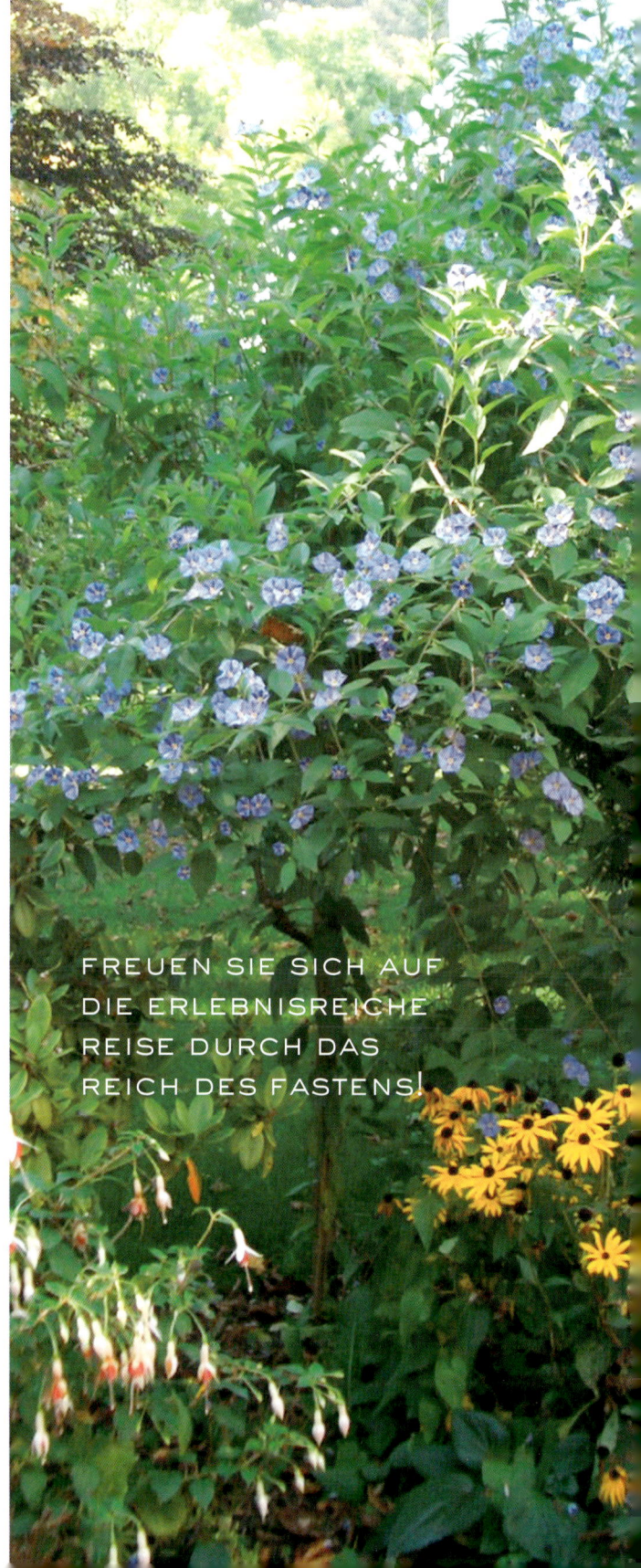

FREUEN SIE SICH AUF
DIE ERLEBNISREICHE
REISE DURCH DAS
REICH DES FASTENS!

Abführende Salze

Der wirksame Bestandteil abführender Salze ist das Sulfat-Ion. Es kann vom Darm nicht aufgenommen werden, bindet Wasser an sich, und die entstehende Wassersäule spült den Darm. Ist es mit Magnesium verbunden, nennt man es Bittersalz. Ist es an Natrium gekoppelt, spricht man von Glaubersalz.

Es existieren verschiedene Mischungen, zum Beispiel F. X. Passagesalz oder Karlsbader Salz. Auch in der Dosierung unterscheiden sich die Gepflogenheiten. Eine Schule bevorzugt eine einmalige Gabe von 40 Gramm Glaubersalz auf einem dreiviertel Liter Wasser zu Beginn des Fastens, was manchmal bei empfindlichen Personen zu Schleimhautreizungen führen kann. Bei uns in der Klinik hat sich die tägliche Gabe von einem Teelöffel Bittersalz oder F. X. Passage Salz auf einen viertel Liter Wasser bewährt.

Bauchmassage (Colonmassage)

Besonders in der Mayrschen Tradition spielt die tägliche Darmmassage eine wesentliche Rolle. Dabei handelt es sich um kreisförmige, leichte Druckbewegungen im Uhrzeigersinn, die über Magen- und Darmbereich in einer festgelegten Reihenfolge ausgeführt werden.

Einläufe und Darmbäder

Schon die alten Griechen kannten Einläufe. Sie benutzten dazu ein abgesägtes Kuhhorn, das sie in den After einführten und sich damit gegen die Strömungsrichtung in einen Fluss stellten. Aus dieser noch etwas groben Form der Darmreinigung haben sich verschiedene Methoden entwickelt.

- **Klistiere**
  (von Klysma, griechisch Spülung, Reinigung). Das Spülwasser wird mit einem Gummiball oder der Klistierspritze verabreicht

- **Irrigator**
  Bei Einläufen mit einem Irrigator (Gefäß mit Schlauch und Einführungsstück) wird über die Höhe, auf der das Gefäß gehalten wird, der hydrostatische Druck verändert und so zur Druckregulierung verwendet (Hebe-und-Senk-Einlauf)

- **Darmbäder und Hydro-Colon-Apparaturen**
  Größere Wassermengen werden in kleinen Portionen druckkontrolliert zur Spülung verwendet. Der Wechsel von Fülle und Entleerung stimuliert die Darmnerven (vegetativer Reiz)

Durch die Ausscheidung der Gärungs- und Fäulnisstoffe stellt sich ein wohliges Gefühl der Entlastung ein. Zu Beginn der Fastenperiode auftretende Kopfschmerzen oder Migräneanfälle zum Beispiel lassen sich durch zweimalige Anwendung der Einläufe pro Tag deutlich abmildern. Übelkeit oder ein flaues Gefühl im Magen klingen rasch ab.

Haut und Schleimhäute als Ausscheidungsorgane

So wie unsere innere Oberfläche, der Darm, in der Lage ist, Stoffwechselprodukte zu entsorgen, vermag auch unsere äußere Oberfläche, die Haut, wichtige Ausscheidungsfunktionen zu übernehmen. Sehr wirksam unterstützen wir sie dabei durch regelmäßige Saunabesuche. In der Wärme öffnen sich die Poren der Haut, und über die Schweißabsonderung kommt unsere „dritte Niere" in Gang. Der Schweiß besteht zu 99 % aus Wasser. Der Rest setzt sich aus Kochsalz, Kaliumbicarbonat, Harnstoff, Harnsäure und flüchtigen Fettsäuren zusammen. Machen Sie beim Fasten aber bitte keinen Sauna-Marathon. Wegen des manchmal labilen Kreislaufs reicht es völlig, wenn Sie dreimal pro Woche ein bis zwei Gänge zu je zehn Minuten absolvieren.

Zur Tonisierung der Blutgefäße nach dem Saunagang ist eine gute Abkühlung erforderlich, auch im Gesichts- und Brustbereich. Dort befinden sich viele Kälterezeptoren, die die in der Sauna erweiterten Blutgefäße wieder straffen und so einen ausreichenden Blutdruck erzeugen.

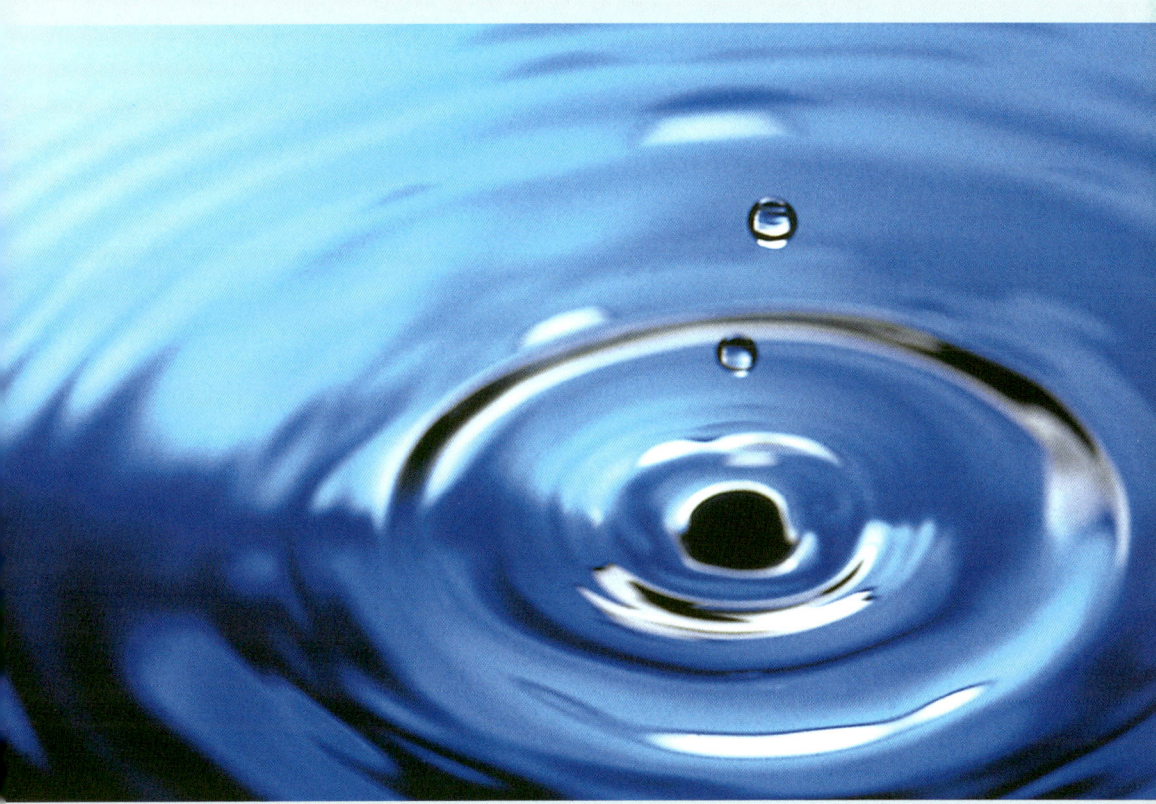

Dabei sollte der Abkühlvorgang von den Händen und Füßen zum Körperstamm hin erfolgen (zum Beispiel mit dem Kneippschlauch), um Stauungen zu vermeiden. Das kalte Tauchbecken sollten nur gut trainierte Saunagänger benutzen. Achten Sie bitte darauf, reichlich zu trinken. Falls Sie Schwindel übermannt, legen Sie sich sofort hin und lagern die Beine hoch. Das aus den Beinen zurückflutende Blut versorgt das Gehirn schnell mit Nahrung und Sauerstoff, so dass Sie in sekundenschnelle wieder einen klaren Kopf bekommen.

Kneippsche Anwendungen

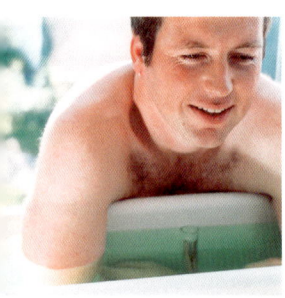

Auch Vollbäder mit Kräuterzusätzen mobilisieren in der Haut abgelagerte Stoffe und fördern deren Ausleitung. Wechselanwendungen wie Wechselsitzbad, Wechselfußbad, Armgüsse und Schenkelgüsse fördern die Durchblutung. Der Wechsel von warm und kalt erweitert und verengt die Blutgefäße. Dieser rhythmische Wechsel , „Ge-fäßpumpe" genannt, bleibt auch noch nach der Anwendung wirksam, so dass die im Blut gelösten Stoffe besser in den großen Kreislauf gelangen und so entweder über Leber und Gallenflüssigkeit in den Darm kommen oder über die Nieren ausgeschieden werden können.

Die Lunge als Ausscheidungsorgan

Gasförmige Ausscheidungen verlassen unseren Körper auch über die Lunge. Die vermehrte Säurenanflut, besonders in den ersten Fastentagen, äußert sich oft in einer beschleunigten Atmung, wobei vermehrt Kohlensäure abgegeben wird, die in der Luft zu Kohlendioxid und Wasser zerfällt. Der Körper verliert also auch über die Atmung mehr Wasser als gewöhnlich, das ihm durch Trinken wieder zugeführt werden muss. Jede Art von Bewegung an der frischen Luft erleichtert die Säureabatmung und Sauerstoffaufnahme.

ÄUSSERST WICHTIG IST ES, REGELMÄSSIG ZU TRINKEN, PRO TAG MINDESTENS ZWEI BIS DREI LITER KALORIENFREIE GETRÄNKE WIE WASSER UND KRÄUTERTEE.

Durchblutungsfördernde und stabilisierende Maßnahmen

„Oh Schreck, es ist doch erst halb sechs!" tönt der noch schlaftrunkene Fastende, wenn ihm das kühle Essigtuch flink über Arme, Hals und Oberkörper huscht. Doch wenn er dann, fest eingepackt, in wohliger Wärme weiter ruhen darf, wird ihm sehr schnell klar, welch angenehme Wohltat ihm zuteil wurde.

Die **Oberkörperwaschung** stimuliert die Herz- und Kreislaufzentren, das Aufstehen danach fällt leichter. Außerdem wirkt der Kaltreiz gerade zu früher Stunde über Reflexbögen durchblutungsfördernd auf die Nebennierenrinden. Dadurch wird der Cortisonausstoß verstärkt, was zum Beispiel Gelenkpatienten als schmerzlindernd empfinden.

Aus der Wunderpalette des Kneippschen Therapiesystems unterstützen entsprechend ausgewählte **Wechselbäder und -güsse** den Fastenerfolg. Es gibt Nervenverbindungen zwischen der Haut und tieferliegenden zugeordneten Reflexzonen. Wirkt nun auf ein Hautareal zum Beispiel ein Temperaturreiz ein - warm oder kalt -, so lassen sich dadurch die Durchblutung und der Stoffwechsel des mit diesem Hautareal verbundenen Organs beeinflussen, durch Wechselsitzbäder der Magen-Darm-Trakt oder durch Armgüsse die Brustorgane Herz und Lunge.

Zur Kreislaufanregung, insbesondere nach der Mittagsruhe, bewähren sich Wechselarmbäder und -güsse, die reflektorisch günstig auf Herzkranzgefäße und Blutdruckverhal-

ten einwirken. Auch **Saunabesuche** fördern die Durchblutung und regulieren den Blutdruck. Ebenso kann auch die Durchblutung unserer überlasteten Leber durch **feuchtwarme Packungen** gesteigert und damit ihre Entgiftungsleistung gefördert werden. Besonders beim Fasten soll ja unser größtes Entgiftungsorgan immer auf Hochtouren arbeiten, um die Flut der aus dem Gewebe freigesetzten Schadstoffe zu bewältigen und in ausscheidungsfähige Substanzen umwandeln zu können. Diesen Zweck erfüllen zum Beispiel **Heublumen- und Kartoffelsäcke**, die man am besten während der Ruhepause nach der Mittagsbrühe auf den rechten Oberbauch legt.

Je nach Krankheitsbild erfolgt die Verordnung spezieller **manueller Behandlungen**, die von den Patienten sehr geschätzt werden. Wer entspannt sich nicht gerne unter der Hand eines einfühlsamen Masseurs und genießt die wohltuende Wirkung der Lockerung und gesteigerten Durchblutung?

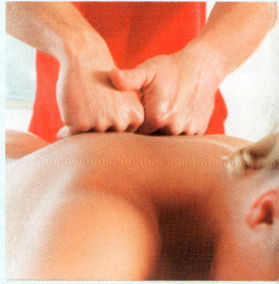

Die zarte, eher streichelnde Technik der **Lymphdrainage** entstaut den stockenden Fluss der Gewebsflüssigkeit und unterstützt in idealer Weise die entwässernde Wirkung des Fastens, zum Beispiel bei Schwellungen der Beine (Ödeme). Kopflymphdrainagen lassen die oft zu Beginn des Fastens auftretenden lästigen Kopfschmerzen oder die Migräne schneller abklingen.

Die regulierende Wirkung des Fastens auf alle vegetativen Funktionen kann auch durch Bindegewebs-, Fußreflex- und Akupunkt-Massagen gefördert werden.

Eine ganz wesentliche Aufgabe des Fastenarztes liegt darin, dem Wohlstandsbürger nicht nur die passiven „Streicheleinheiten" zu verordnen, sondern ihm auch **aktives Bewegungstraining** schmackhaft zu machen. Oft bedarf es nur eines Quäntchens Aktivierungsenergie, um die Hürde zur sportlichen Betätigung zu nehmen.

Beim Fasten sollten Sie sich diesen Ruck geben. Spaziergänge an frischer Luft erleben wir als Balsam fürs Gemüt und sie erleichtern dem Körper die Sauerstoffaufnahme. Einzel- oder Gruppengymnastik und auch Physiotherapie dehnen Bänder, Sehnen und Gelenkkapseln und bringen oft eine ungeahnte Beweglichkeit in durch Untätigkeit „eingerostete" Bewegungsapparate. Das wird vom Patienten oft als kleines Wunder empfunden:

„Diese Bewegung konnte ich ja schon lange nicht mehr ausführen."

Übergewichtige profitieren von Bewegungsübungen im Wasser. Sie entwickeln dank des Auftriebs eine erstaunliche Behändigkeit, wenn die an Land durch die Schwerkraft komprimierten Gelenke entlastet werden.

Zur Leistungssteigerung von Muskulatur und Herz-Kreislauf-System benötigen wir jedoch ein individuell dosiertes Ausdauerbewegungsprogramm.

Als Sportarten kommen zum Beispiel Radfahren, Schwimmen, Laufen, leichtes Bergwandern, Skilanglauf, Walking und Nordic Walking in Frage. Im stationären Bereich bevorzugen wir das Standfahrrad, das allen Altersgruppen und Therapieniveaus gerecht wird und eine ständige Überwachung des Patienten gewährleistet.

Anzustreben ist eine Trainingspulsfrequenz von ungefähr 180 Schlägen pro Minute minus Lebensalter (sofern nicht frequenzbeeinflussende Medikamente, zum Beispiel Betablocker, eingenommen werden). Wir wollen niemanden überfordern und an seine Leistungsgrenzen jagen, sondern Freude an der Bewegung wecken. Wir möchten den Patienten geradezu süchtig nach ihr machen.

Unterstützt werden wir durch den Ausstoß von körpereigenen Glückshormonen, den Endorphinen, die das euphorische Gefühl nach körperlicher Aktivität bewirken.

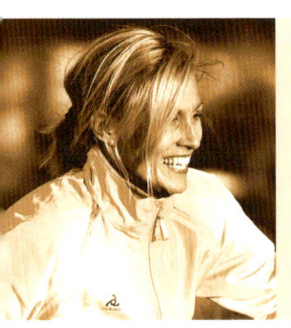

MACHEN SIE SICH DIE AUSDAUERBEWEGUNG WÄHREND DES FASTENS ZU EINER LIEBEN GEWOHNHEIT, SO DASS SIE IHNEN SPÄTER SO SELBSTVERSTÄNDLICH WIE DAS TÄGLICHE ZÄHNEPUTZEN WIRD.

WIE FÜHLT MAN SICH BEIM FASTEN -
FASTENREAKTIONEN

Das Eintauchen in die Fastenwelt erleben wir wie eine Reise in ein unbekanntes Land. Da gibt es Anpassungsschwierigkeiten und Umstellungsreaktionen.

Am ersten Tag können unschöne Kopfschmerzen und Übelkeit den Fastenden verunsichern, aber vertrauen Sie darauf, dass diese Beschwerden rasch abklingen. In hartnäckigen Fällen helfen Kopflymphdrainagen und zweimalige Einläufe.

Wer zum ersten Mal fastet, wartet oft ängstlich darauf, irgendwann von einem quälenden Hungergefühl überfallen zu werden. Bei den meisten stellt sich dieses aber gar nicht ein, sofern sie die geforderte Menge trinken und für ausreichende Darmentleerung gesorgt ist.

Beim Fasten entleert man üblicherweise dünnflüssigen Stuhl, den man nicht mit einer Durchfallerkrankung verwechseln darf. Auch ein Rumoren und Gurgeln im Darm ist Musik in den Ohren des Fastenarztes; es zeigt an, dass genügend Flüssigkeit die leeren Darmschlingen durchspült. Die Leber produziert ja auch während des Fastens noch Gallensäuren. Diese aggressiven Säfte sollen bei fehlendem Speisebrei möglichst schnell verdünnt und durch den Darm gespült werden, um die Schleimhaut nicht unnötig zu reizen.

Die meisten verspüren in den ersten Tagen ein vermehrtes Ruhebedürfnis. Sie genießen das Loslassen von häuslichen Zwängen und beruflichen Terminen. Im weiteren Fastenverlauf stellt sich ein Gefühl körperlicher Leichtigkeit ein. Die Schlafphasen werden kürzer. Oft tauchen intensive Traumbilder auf.

Besonders die Fastenden der unteren Gewichtsklasse klagen häufig über Frieren und Frösteln. Der Körper registriert natürlich die verminderte Energiezufuhr und möchte als Sparmaßnahme eine zu hohe Wärmeabstrahlung über die Körperoberfläche verhindern. Er stellt die peripheren Blutgefäße eng, Hände und Füße fühlen sich kühler an. Da heißt es, sich warm anzuziehen und sich mit heißen Getränken zu verwöhnen.

Bei längerem Fasten kann plötzlicher Lagewechsel zu vorübergehenden Schwindelgefühlen führen. Bei genauerem Nachfragen haben die Patienten meist dann doch zu wenig getrunken. Ansonsten helfen dem Kreislauf homöopathische Herz-Kreislauf-Tropfen, Kaltwasseranwendungen, anregende Kräuterbäder und -tees, sowie Bewegungstraining auf die Sprünge.

Manchmal lässt die Konzentrations- und Merkfähigkeit zu wünschen übrig, zuweilen etwas respektlos als „Fastenschwachsinn" bezeichnet. Beim Autofahren ist deshalb Vorsicht und Zurückhaltung geboten.

„Wenn Du fastest, dann wachst Du; murre nicht, nütze die Zeit."

Augustinus

Also ein gutes Buch lesen, meditieren, Freunden einen Brief schreiben, die eigenen Gedanken ordnen...

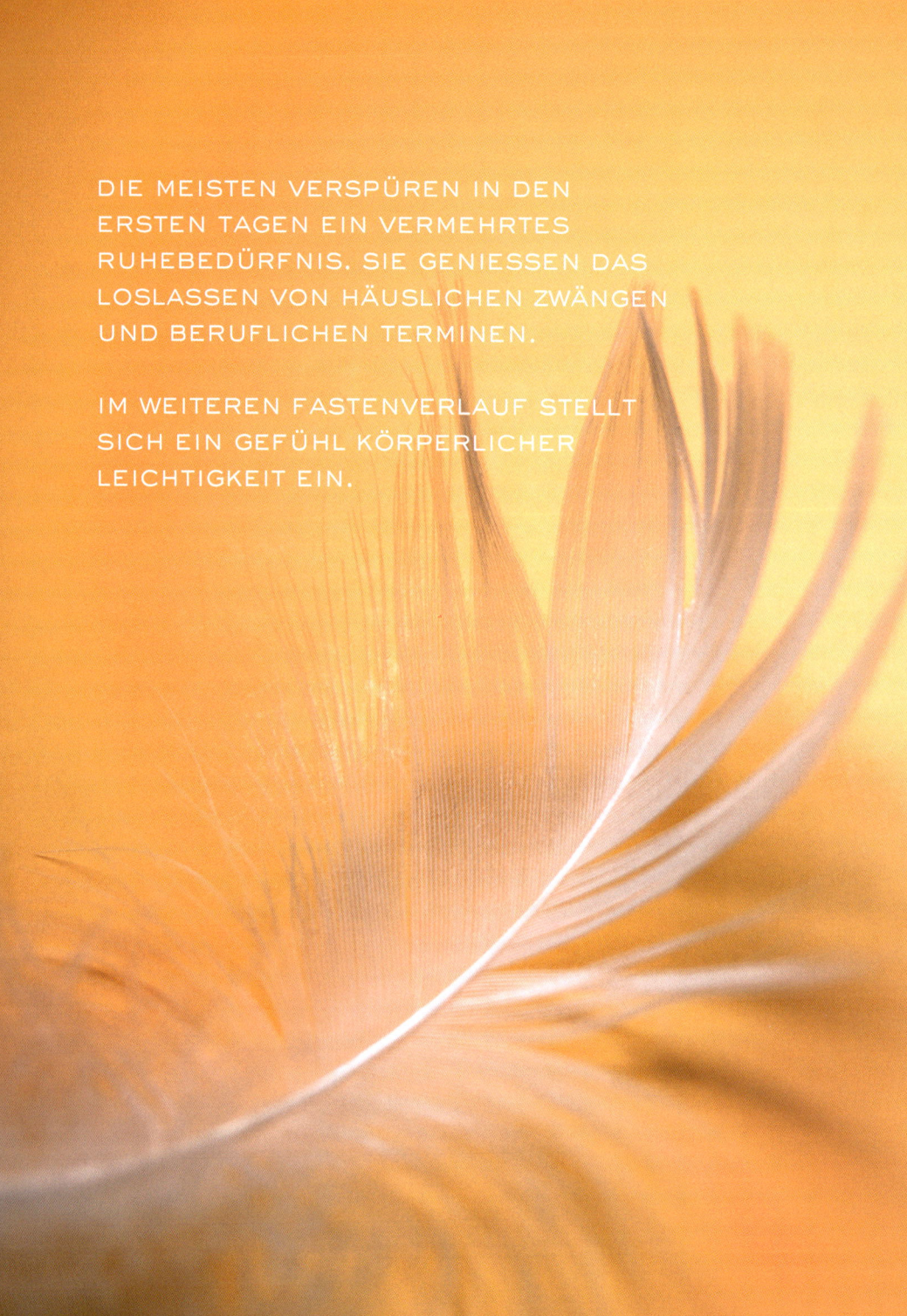

DIE MEISTEN VERSPÜREN IN DEN
ERSTEN TAGEN EIN VERMEHRTES
RUHEBEDÜRFNIS. SIE GENIESSEN DAS
LOSLASSEN VON HÄUSLICHEN ZWÄNGEN
UND BERUFLICHEN TERMINEN.

IM WEITEREN FASTENVERLAUF STELLT
SICH EIN GEFÜHL KÖRPERLICHER
LEICHTIGKEIT EIN.

Es beglücken uns aber auch sprühende, kreative Phasen, in denen manch einer neue Pläne schmiedet, in schwierigen Entscheidungen Lösungen findet, seinen Betrieb umorganisiert, dichtet oder malt. Wer einmal diese Euphorie erlebt hat, wird allein um ihretwillen das Fasten als einen festen Baustein in sein Lebensprogramm integrieren. Gönnen Sie diesen Fähigkeiten die Zeit, sich voll zu entfalten. Verzichten Sie auf die Ablenkung durch seichte Fernsehprogramme. Sie werden durch ein ungeahntes friedvolles Gefühl inneren Glücks belohnt.

Müdigkeit und Schlappheit sowie Muskelkrämpfe können auf Mineralstoffmangel hindeuten. Wir prüfen deshalb bei Fasteneintritt und bei Bedarf die Kalium- und Magnesiumwerte. Oft finden wir einen Magnesiummangel zu Beginn, weil zum Beispiel Zuckerkrankheit, erhöhter Alkoholkonsum, Gebrauch von Entwässerungstabletten und Fehlernährung den Magnesiumspiegel absinken lassen. Eine Laborkontrolle dieses wichtigen „Anti-Stress-Minerals" erfolgt bei den hausärztlichen Routineuntersuchungen normalerweise nicht. Einen Kaliummangel finden wir meist bei regelmäßiger Einnahme von Entwässerungsmitteln und beim Missbrauch von Abführmitteln. Ein Fasten bei mangelhafter Versorgung des Körpers mit beiden Mineralien kann zu lebensbedrohlichen Herzrhythmusstörungen führen. Sie werden deshalb bei Bedarf substituiert.

„Herr Doktor, wie viel Gewicht kann ich denn abnehmen?"

Der Verlauf der Gewichtsabnahme beim Fasten ist von großen individuellen Unterschieden geprägt. Durch die Entleerung des Darms und die anfänglich verstärkte Wasserausscheidung purzeln die Pfunde an den ersten zwei Tagen oft rasch: ein bis zwei Kilogramm pro Tag sind keine Seltenheit. Dann nimmt die Abnahmekurve einen meist wellenförmigen Verlauf. Ein Stillstand der Gewichtsabnahme kann Ausdruck von Störungen im Wasserhaushalt sein oder durch Muskeltraining verursacht sein - aufgebautes Muskelgewebe ist nämlich spezifisch schwerer als abgebautes Fettgewebe.

Typisch vor allem beim ersten Fasten ist der klebrige, dicke Belag der Zunge, der von gelblich-weiß bis braun-schwarz alle Schattierungen annehmen kann. Die allmähliche Rückbildung des Belags war für die alten Fastenärzte ein Zeichen der inneren Reinigung. Frischer Atem und eine reine Zunge galten als Zeichen, das Fasten erfolgreich beenden zu können. Man kann die lästigen Beläge mit der Zahnbürste abschrubben oder mit einem Löffel abschaben. Um den Mundgeschmack zu verbessern und die Mitmenschen nicht zu vertreiben, können pflanzliche Ölmischungen auf Thymian-, Salbei- oder Pfefferminzbasis verwendet werden.

Über die Haut verlassen oft übelriechende Ausdünstungen den Körper. Die Haut bedarf deshalb der besonderen Pflege. Als Zeichen für eine verstärkte Ausscheidung von

Männer nehmen im Durchschnitt 300 bis 500 Gramm pro Tag, Frauen 200 bis 300 Gramm ab. Dies wird durch hormonelle Unterschiede erklärt.

Giftstoffen können juckende Ekzeme auftreten. Bei empfindlicher Haut bewähren sich Öl-, Molke- oder Kleiebäder. Im Fastenverlauf gewinnt die Haut jedoch als Zeichen der allgemeinen Regenerierung ein frisches, jugendliches Aussehen zurück.

„Brauche ich jetzt eine neue Lesebrille? Ich sehe so schlecht."

Wir können den Patienten beruhigen. Während des Fastens verringert sich manchmal vorrübergehend das Sehvermögen in der Nähe. Das wird durch ein Absinken des Augeninnendrucks und damit eine Verschiebung des optischen Brennpunkts auf der Netzhaut und durch eine veränderte Tätigkeit des Linsenmuskels erklärt. Später verschwinden diese Störungen wieder, und die Sehfähigkeit ist oft besser als zuvor.

Manchmal melden sich beim Fasten alte Beschwerden wieder. Operationsnarben und verheilte Knochenbrüche können vorübergehend schmerzen; dies ist eine Folge der örtlich gesteigerten Stoffwechselaktivität.

Wir beobachten immer wieder, dass, je sorgfältiger sämtliche Ausscheidungswege unterstützt werden und auf ausreichende Flüssigkeitszufuhr geachtet wird, um so seltener so genannte Fastenkrisen auftreten.

Man kann keinem Patienten prophezeien, wie der Fastenverlauf sich bezüglich körperlicher und geistiger Reaktionen gestaltet. Der gleiche Mensch kann mehrere Fastenperioden ganz unterschiedlich durchleben. Meistens fällt das zweite Fasten aber deutlich leichter als das erste - die Angst vor der Ungewissheit fällt weg.

Die Fastendauer

„Wie lange muss ich fasten?"

Schon bei der Fragestellung möchten wir den Patienten auf wesentliche Grundgedanken aufmerksam machen: „Müssen tun Sie gar nichts." Fasten ist ja ein freiwilliger Verzicht. Es ist ja ein ureigener Entschluss, der Ihnen nicht von außen übergestülpt werden kann.

Zum therapeutischen Fasten gehören immer zwei: Der Patient, der will, und der Arzt, der ihn führt und fachkundig berät. Bei der üblichen Arzt-Patienten-Beziehung spielt ja der Kranke die passive Rolle. Er wird mit Tabletten behandelt, er wird operiert. Beim Fasten bringt er die Leistung. Er übernimmt den aktiven Part. Für den Arzt bleibt die Rolle eines guten Regisseurs oder Dirigenten.

Die optimale Fastendauer hängt vom Krankheitsbild, von Konstitutionstyp und natürlich von der Zeitvorgabe des Patienten ab.

Bei ausgeprägten metabolischen Syndromen mit erheblichem Übergewicht sind Fastenzeiten von fünf bis sechs Wochen keine Seltenheit. Bei Gelenkserkrankungen strebt man eine Fastendauer von mindestens 21 Tagen an, um die stoffwechselträgen Knorpel- und Sehnenstrukturen durch den Fastenstoffwechsel genügend zu erreichen. Beim eher normal- bis untergewichtigen, vegetativ schwachen Patienten können auch 14 Tage ausreichen.

Optimales Heilfasten braucht Zeit.

Für den Erfolg einer Fastentherapie orientieren wir uns nicht an fixen Zeitplänen, sondern nehmen Rücksicht auf den Fastenverlauf und die mentale Kraft des Patienten. Zur Dauer der Therapie lässt sich ganz allgemein sagen: Optimales Heilfasten braucht Zeit. Wir müssen uns einfügen in die natürliche Geschwindigkeit der Stoffwechselabläufe - wir können sie nicht beliebig beschleunigen.

"Herr Doktor, ich habe nur eine Woche Zeit. Packen Sie alles rein, Anwendungen von früh bis spät, damit ich mein Ziel erreiche."

Die Natur lässt sich nicht zwingen. Säen wir heute Salat, können wir nicht nach einer Woche die Köpfe ernten. Natürlich macht es Sinn, auch „nur eine Woche" der Gesundheit zu widmen. Aber schrauben Sie die Erwartungen nicht zu hoch, verlangen Sie vom Körper nichts Unmögliches.

Kommt nun ein Fastendebütant und kann sich zum Beispiel nur drei Wochen von seinem selbständigen Betrieb frei machen, bescheiden wir uns oft mit einer vierzehntägigen Fastenperiode mit korrektem Kostaufbau - selbst wenn längeres Fasten angebracht gewesen wäre. Hält besagter Faster voller Freude nämlich drei Wochen durch, gerät aber zu Hause im Trubel der Termine zu früh in den Sog der alten Essgewohnheiten, kann er schnell einen Teil des Fastenerfolgs wieder zunichte machen.

Kostaufbau nach dem Fasten

Die ersten Tage nach dem Fasten sind ein wichtiger Bestandteil der Fastentherapie und entscheiden ganz wesentlich über das Ausmaß und die Dauer des Therapieerfolges. Der Körper stellt nämlich die Stoffwechsel- und Verdauungsfunktionen nur langsam um. Dies gelingt ihm um so besser, je mehr wir mit Disziplin und Ruhe den Organismus dabei unterstützen.

Bezüglich des Abfastens oder Fastenbrechens, wie der Beginn der festen Nahrungsaufnahme auch genannt wird, haben sich verschiedene Riten entwickelt. In manchen Kliniken wird die erbrachte Leistung des Patienten vom Arzt durch Entzünden einer Kerze oder Überreichen einer Fastenurkunde gewürdigt. Ob die erste Nahrung ein Apfel, eine Möhre oder eine Kartoffelsuppe ist, die Prinzipien für die Rückkehr von der Fastenreise in die Welt des Essens sind überall gleich.

Faustregel:
Der Kostaufbau soll etwa einem Drittel der Fastendauer entsprechen.

"FASTEN KANN JEDER, ABFASTEN NUR EIN WEISER"
GEORGE BERNHARD SHAW

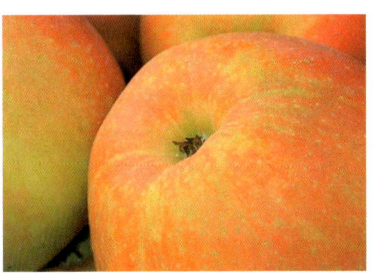

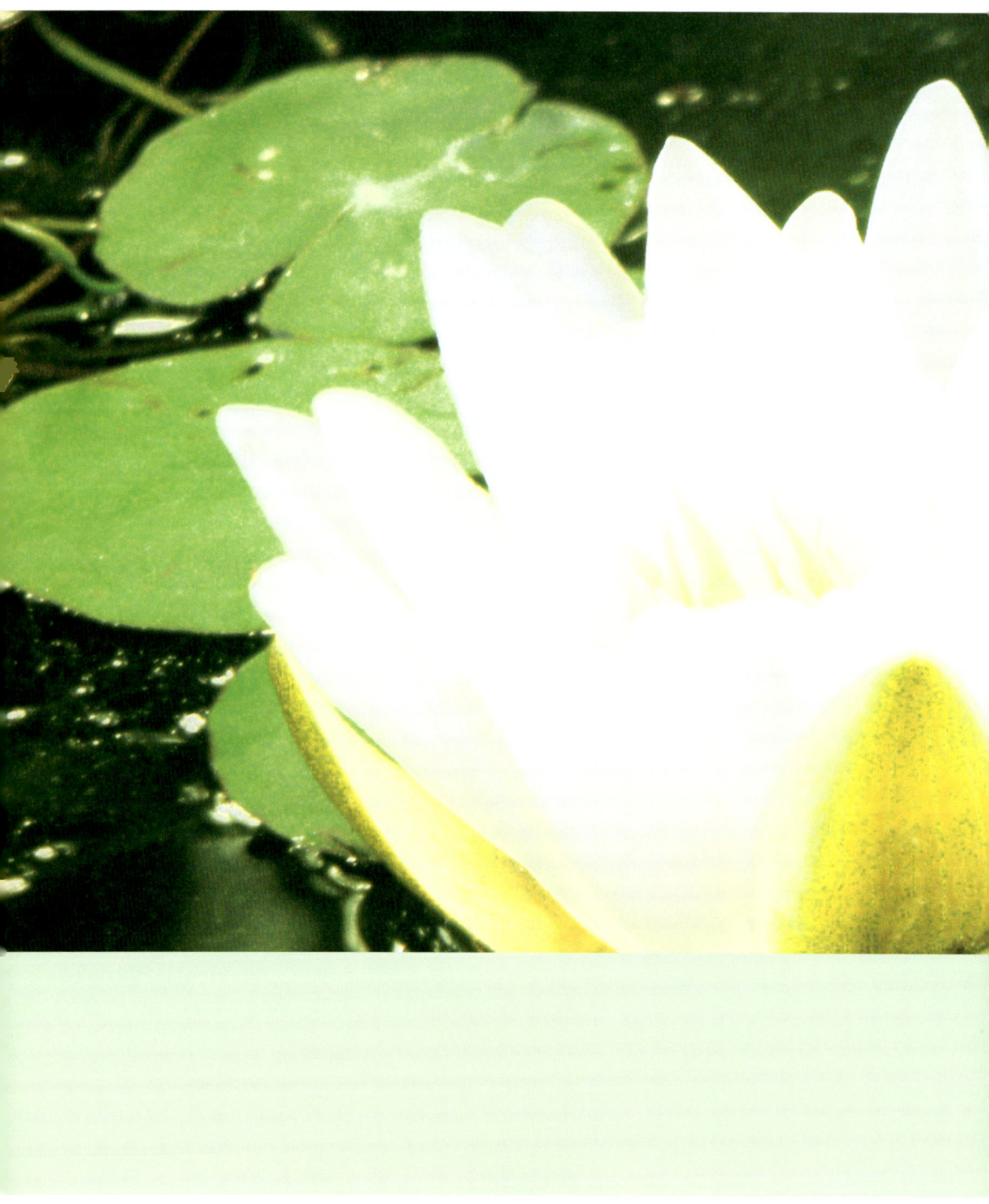

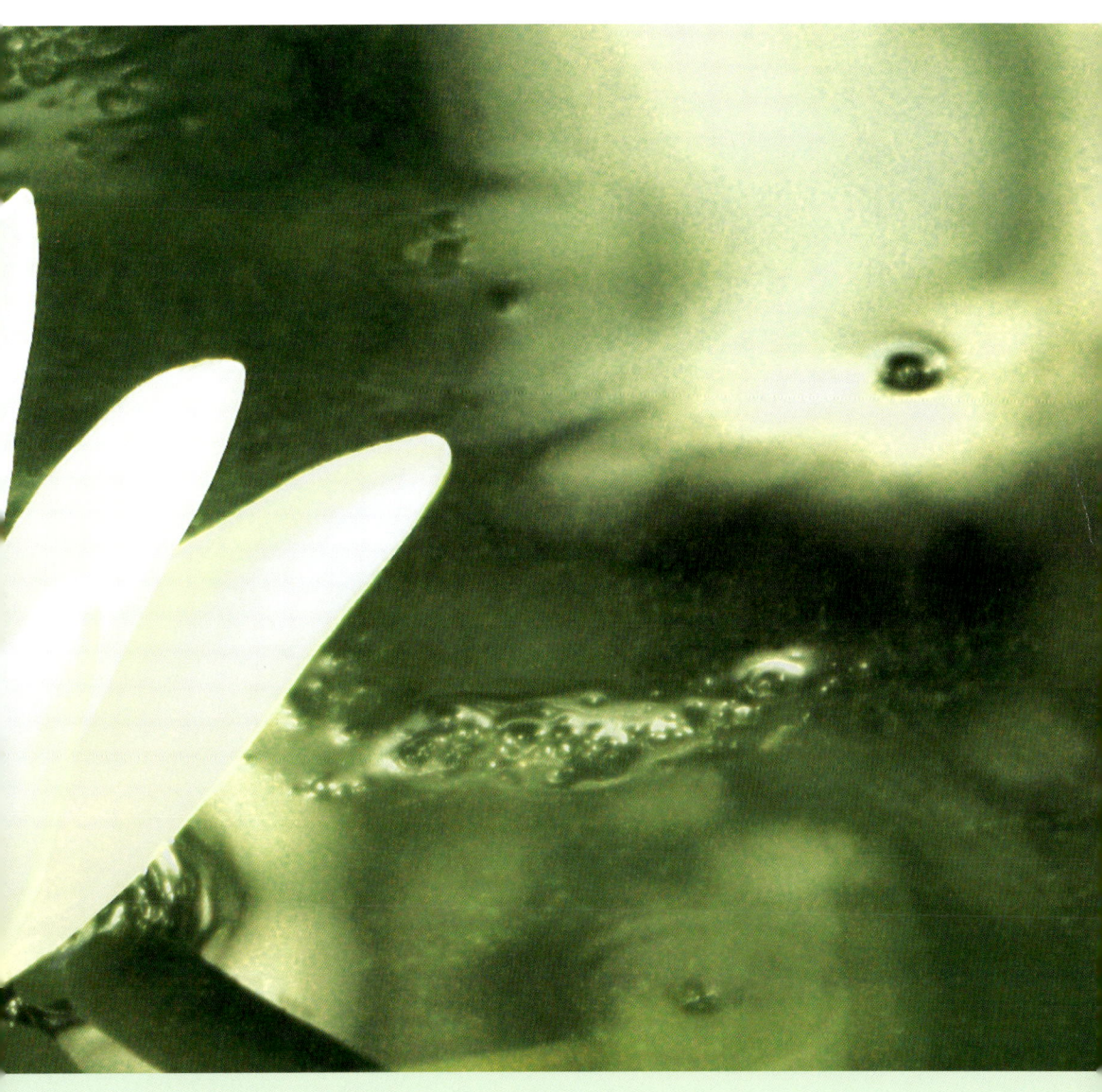

UNSER LEBEN IST DAS, WAS UNSERE GEDANKEN DARAUS MACHEN.

MARC AUREL

Essen Sie in Ruhe

Lassen Sie sich nicht durch Musik, Fernsehen, Zeitung etc. ablenken.

Kauen Sie jeden Bissen gut und gründlich (ca. 32 mal)

Genießen Sie das Essen

Durch unsere Sinne werden auf dem Reflexweg der Fluss der Verdauungssäfte und das Sättigungsgefühl gefördert.

Trinken Sie beim Essen nichts,

um die Verdauungssäfte nicht zu verdünnen.

Essen Sie zu Beginn kleine Portionen

Es ist erstaunlich, wie schnell ein Sättigungsgefühl auftritt. Der Magen hat sich verkleinert, der Körper hat gelernt, mit weniger auszukommen.

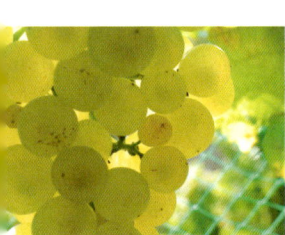

Achten Sie auf eine salzarme Zubereitung der Speisen

Der Körper nimmt sonst begierig Kochsalz auf, durch Wasserbindung entstehen dann unliebsame Flüssigkeitsansammlungen im Gewebe, die sogenannten Ödeme. Das salzarme Essen fällt nicht schwer, da beim Fasten die Geschmacksknospen regenerieren. Sie werden erstaunt feststellen, wie köstlich wieder eine Pellkartoffel schmeckt. Kräuter als Würze offenbaren neue kulinarische Höhepunkte. Sie werden zum Feinschmecker, zum Gourmet. Als unangenehm empfindet man dagegen die stark gesalzenen Speisen.

Gewöhnen Sie sich an eine überwiegend vegetarische Kost

Sie ist in Konsistenz und Zubereitung der Leistungsfähigkeit unseres Verdauungsapparates angepasst. Menschen mit schwacher Verdauung vertragen zum Beispiel gut Kartoffeln und gedünstetes Gemüse. Junge, athletische Konstitutionen können auch Rohkost und Grobkörniges gut verwerten. Abführsalz kann bei Bedarf noch weiter genommen werden.

Fleisch und Genussmittel

Warten Sie noch eine Weile, bevor Sie sich wieder Fleisch und „Genussmittel" wie Alkohol und Süßigkeiten genehmigen, wenn Sie überhaupt noch das Bedürfnis danach haben.

Am besten gelingt der Kostaufbau in der Gemeinschaft Gleichgesinnter

Die richtig zubereiteten und portionierten Speisen brauchen nur noch sorgfältig genossen zu werden. Beim Abfasten zu Hause lauern Verführungen, die einen starken Willen erfordern. Hier lockt die Banane, dort ein knuspriges Brötchen, da die Tomate, dort der Mozzarella-Käse. Plötzlich stellt sich ein schier unstillbarer Heißhunger ein, kurz darauf ein quälendes Völlegefühl und dem unbehaglichen Gedanken, etwas falsch gemacht zu haben.

Die Dauer des Kostaufbaus

richtet sich nach der Länge der Fastenperiode. Nach einer Woche Fasten kann der Kostaufbau schneller erfolgen als nach einer sechswöchigen Fastenperiode. Als Faustregel kann gelten: Ein Drittel der Fastenzeit soll der Dauer des Kostaufbaus entsprechen. Nach 21 Fastentagen folgen also sieben Tage für den Kostaufbau.

FASTEN ZU HAUSE

Jedes Jahr, wenn bei der Anprobe der Frühlingsgarderobe die Winterpölsterchen mahnend hervortreten, quälen sich viele durch eine der zahllosen Diäten - das schlanke Covergirl der Zeitschrift mit der Diätanleitung vor Augen. Sind die Tage des Hungers und der Entbehrung dann vorbei, sorgt die Fortführung der „normalen Ernährung" dafür, dass Waage und Spiegel bald die alte Botschaft vermitteln: „Du bist zu dick."
Die derart Enttäuschten suchen nach einer Wunderdiät, die in schillernden Farben und blumigen Worten schnellen Erfolg verspricht. Wieder verabschieden sich einige Pfunde, um nach kurzer Zeit in alter Fülle in Erscheinung zu treten. Dieses ständige Auf und Ab des Gewichts wird als Jo-Jo-Effekt bezeichnet. Weder für die körperliche Gesundheit noch für die psychische Ausgeglichenheit bringt dieser immerwährende Wechsel Vorteile - im Gegenteil. Das Gewicht kann sich sogar nach oben schaukeln.

- Die Gabe fester Speisen erzeugt Appetit und Lust auf mehr
- Nur bei entleertem Darm sind wir frei von Hungergefühlen
- Kauaktivitäten fördern auf dem Reflexweg die Bildung von Verdauungssaft in Mund, Magen, Leber, Bauchspeicheldrüse und Darm

Nach solch einer Zeit permanenter Hungergefühle und Entbehrungen lockt hinterher die Versuchung, das Vermisste auszugleichen, manchmal sogar im Übermaß.

BEI REDUKTIONSDIÄTEN DER VERSCHIEDENSTEN ART QUÄLEN IMMER WIEDER HUNGERGEFÜHLE, DA KEINE GRUNDSÄTZLICHE STOFFWECHSELUMSTELLUNG ERFOLGT.

Die Irrfahrten durch das Karussell des bunten Diätenspektakels hinterlassen auch tiefe Spuren in der Seelenlandschaft der Betroffenen. Jeder fehlgeschlagene Diätversuch bestätigt ja die eigene Schwäche und Zügellosigkeit und führt auf einer Spirale der Enttäuschungen und des mehr und mehr schwindenden Selbstwertgefühls immer tiefer in einen Zustand der tiefen Hoffnungslosigkeit und Niedergeschlagenheit (Depression).

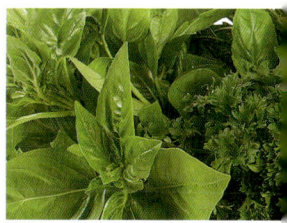

Misserfolg zerstört Motivation, nur Erfolg schafft Antrieb.
Im Gegensatz zu den verschiedenen Reduktionsdiäten bietet richtig durchgeführtes Fasten Vorteile:

• Kein Hungergefühl
Durch die tiefgreifende Stoffwechselumstellung auf „innere Ernährung" und die Darmentleerung leidet der Fastende nicht unter Hungergefühlen.

• Neue Essgewohnheiten

Die durch Fasten regenerierten Geschmacksknospen vermitteln ein lustvolles Esserleben, das Sättigungsgefühl tritt bereits bei geringer Nahrungsaufnahme ein. Der ideale Einstieg in neue Essgewohnheiten.

• Mehr Leistung

Der Körper erzeugt nun Energie aus Überflüssigem, aus Krankmachendem, aus Belastendem, aus Ablagerungen und aus Transportbarrieren. Dadurch werden Nährstoffe besser angeliefert und Stoffwechselendprodukte schneller abtransportiert.

Die Körperfunktionen verbessern sich mit günstiger Auswirkung auf Abwehrkraft und Leistungsfähigkeit.

• Besseres Lebensgefühl

Der Fastende erlebt elementare seelische Veränderungen. Sowohl die Beschäftigung mit alten „unverdauten" Problemen, als auch die sogenannte Fasteneuphorie brechen verkrustete Routinen auf und wecken Lust auf positive Umgestaltung der Lebensführung nach dem Motto: Veränderung macht Spaß!

So lässt sich der Jo-Jo-Effekt vermeiden, was wissenschaftliche Untersuchungen gezeigt haben.

Wer kann zu Hause fasten?

Freudestrahlend verkündet uns ein Fastenwilliger bei einem Beratungsgespräch: „Ich bin gesund, ich kann alleine zu Hause fasten!"

Was bedeutet nun Gesundheit? Können wir jedermann ermuntern, alleine zu Hause darauf los zu fasten, oder welche äußeren und inneren Voraussetzungen sollten erfüllt sein?

Nach der Definition der Weltgesundheitsorganisation (WHO) bedeutet Gesundheit den Zustand völligen körperlichen, psychischen und sozialen Wohlbefindens. Legen wir diese Kriterien zugrunde, werden wir auf dieser Welt nicht allzu viele Gesunde finden. Oder haben gar die Lästerzungen recht, die behaupten „gesund heißt nur nicht ausreichend untersucht"?

Oft findet sich im Blut von „Gesunden" ein erhöhter Harnsäurespiegel oder liegen die Messwerte von Kalium und Magnesium im unteren Normbereich oder sogar darunter. Beides kann beim Fasten zu unangenehmen Erscheinungen führen. Die beim Fasten üblicherweise ansteigende Harnsäure kann Nierensteine verursachen und Gichtanfälle auslösen. Magnesiummangel begünstigt Muskelkrämpfe, Kalium- und Magnesiumunterversorgung kann Herzrhythmusstörungen auslösen.

Wenn der Fastenbeginn aus einem Mangel heraus erfolgt, kann es sein, dass der Mineralgehalt der Gemüsebrühe und Säfte nicht ausreicht, um den Spiegel anzuheben. Außerdem erscheint es sinnvoll, eine Basisbestandsaufnahme der gesundheitlichen Verfassung zu machen, da viele Leute Veränderungen wie erhöhte Werte von Cholesterin, Blutfett, Blutzucker und Blutdruck nicht bemerken und erst eine Kontrolle nach dem Fasten den Erfolg dokumentiert.

Beim ersten Mal empfiehlt sich das Fasten in einer Klinik, da kompetenter Rat eingeholt werden kann und das Gruppenerlebnis Ängste zerstreut. Ansonsten nehmen Sie Kontakt mit einem Fastenarzt oder erfahrenen Fastenleiter auf.

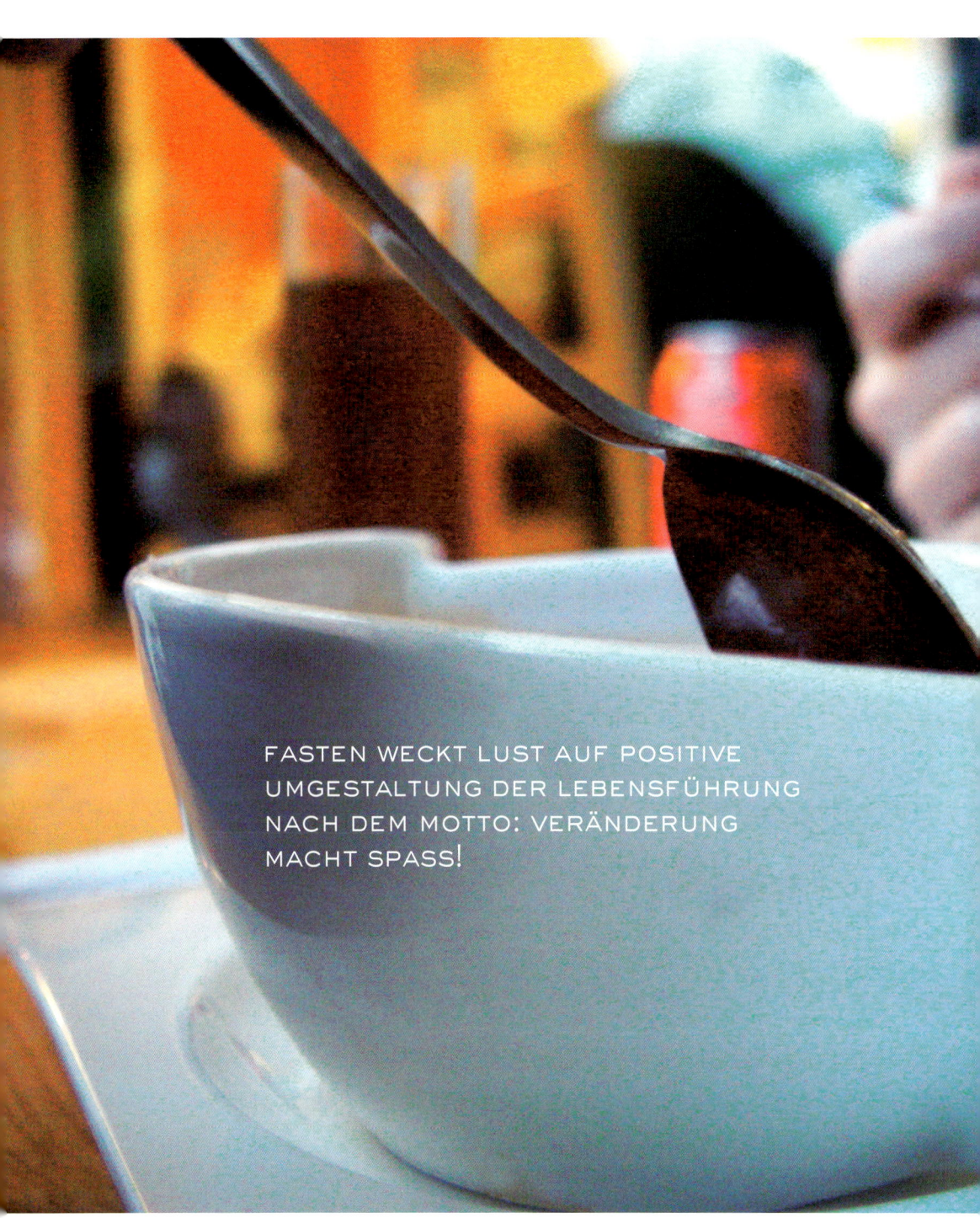

FASTEN WECKT LUST AUF POSITIVE
UMGESTALTUNG DER LEBENSFÜHRUNG
NACH DEM MOTTO: VERÄNDERUNG
MACHT SPASS!

DIE VORBEREITUNG
DER FASTENZEIT

Wählen Sie einen Zeitraum, in dem Sie frei von sozialen und familiären Verpflichtungen bleiben können.

Prüfen Sie Ihren Kalender auf Einladungen zu runden Geburtstagen, Taufen, Hochzeiten, Betriebs- oder Vereinsveranstaltungen. Sie können natürlich auch durch das Einplanen einer Fastenzeit ungeliebten Einladungen mit süßen Cremetorten und fetten Grillwürsten elegant aus dem Wege gehen. Nicht wenige unserer Patienten flüchten vor dem zwanghaften Befeiertwerden und legen die Fastenperiode um ihren Geburtstag herum.

Besonders schwer haben es die Frauen, die eine Familie verköstigen müssen. Der Umgang mit duftenden Speisen und das Beobachten der Familienmitglieder beim genussvollen Essen stellen sich als schwer überwindbare Hürden in den Fastenweg. Lassen Sie sich hel-

fen, bitten Sie ihre Lieben um aktive Mithilfe und Verständnis. Bereiten Sie sie darauf vor, dass Einkaufen und Kochen nun mehr auf ihren eigenen Schultern ruhen werden. Vielleicht können Sie eine Haushaltshilfe organisieren, die Kinder ins Ferienlager schicken, oder Sie warten zum Beispiel einen Zeitpunkt ab, zu dem sich Ihr Mann auf Dienstreise befindet.

Wenn Sie berufstätig sind, verwöhnen Sie sich mit einem Kurzurlaub.

Besonders in Berufen, in denen Sie auf konstant hohe Konzentrationskraft angewiesen sind, oder in denen Sie häufig Ihr Auto bewegen müssen, könnten Sie besonders beim Erstfasten durch eventuelle Reaktionen beeinträchtigt sein. Außerdem bleibt bei einem Berufstag wenig Zeit für Maßnahmen, die Durchblutung und Ausleitung unterstützen. Auch die geistige Berei-

WER DIE MÖGLICHKEIT HAT ZU WÄHLEN, KANN DIE SEINEM INDIVIDUELLEN TYP AM BESTEN PASSENDE JAHRESZEIT BEVORZUGEN.

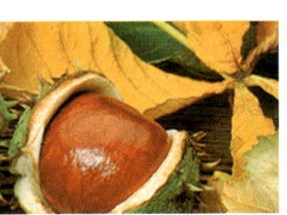 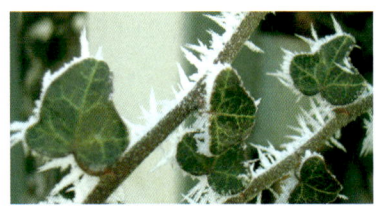 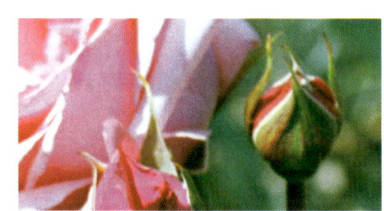

nigung im Fasten mit Freiräumen für Entspannung und Meditation kommt im reizüberfluteten Berufsalltag zu kurz.

In der christlich-abendländischen Kultur finden wir traditionell in der vorösterlichen Zeit eine große Bereitschaft zu fasten. In dieser Zeit des Erwachens aus der Winterträgheit ist es Brauch, den Frühjahrsputz mit Entrümpelung und Reinigung durchzuführen. So liegt der Gedanke nahe, auch etwas für die innere Bereinigung zu leisten. Das durch das Fasten bewirkte Erstarken der körperlichen und geistigen Kräfte steht in einem harmonischen Gleichklang mit dem Steigen der Säfte, dem Sprießen des neuen zarten Grüns und dem duftenden Hauch der Blüten.

Wer zum Frieren und Frösteln neigt, wird sich in der warmen Jahreszeit beim Fasten wohlfühlen.

Was soll ich einkaufen?

Besorgen Sie sich ein leicht zu bedienendes Einlaufgerät, möglichst mit Hahn zur Steuerung der Wasserzufuhr. Es gibt auch praktische Reise-Irrigatoren mit Beutel und zerlegbarem Schlauch.

Schaffen Sie eine Trockenbürste an, am besten aus natürlichen Materialien, nicht zu hart, am besten mit abnehmbarem Stiel. Besorgen Sie hochwertiges, ihrem Hauttyp entsprechendes Hautöl.

Decken Sie sich für den Entlastungstag und für das Herstellen von Saft und Gemüsebrühe mit Obst, Rohgemüse und Kartoffeln ein. Nehmen Sie möglichst Produkte aus ökologischem Anbau. Zur Herstellung von Säften benötigen Sie etwa die doppelte Menge an Obst und Gemüse. Aus 500 Gramm Möhren lassen sich bis zu 250 ml Saft gewinnen.

Alternativ besorgen Sie sich hochwertige Säfte aus dem Reformhaus, Biokostladen, oder der Bio-Ecke Ihres Einkaufszentrums, z. B. Rote Bete-Saft, Sauerkraut- oder Mischgemüsesaft. Günstig sind auch milchsauer vergorene Säfte und Kanne-Brottrunk.

Versorgen Sie sich mit einem guten natriumchloridarmen Wasser.

Kaufen Sie Kräutertees und ein Glas Honig guter Qualität.

Beginnen Sie frühzeitig, verderbliche Nahrung, die Sie während des Fastens nicht benötigen, gezielt aufzubrauchen.

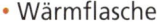

- Wärmflasche
- Einlaufgerät (Irrigator)
- Trockenbürste
- Hochwertiges Hautöl
- 100 g Bittersalz oder ein Päckchen F. X. Passagesalz
- Obst, Rohgemüse, Kartoffeln
- Natriumchloridarmes Wasser
- Kräutertees
- Honig

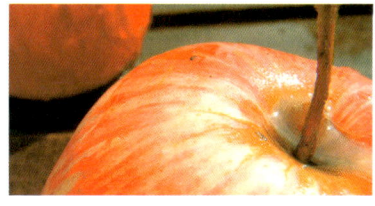

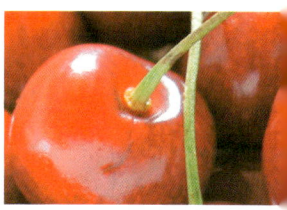

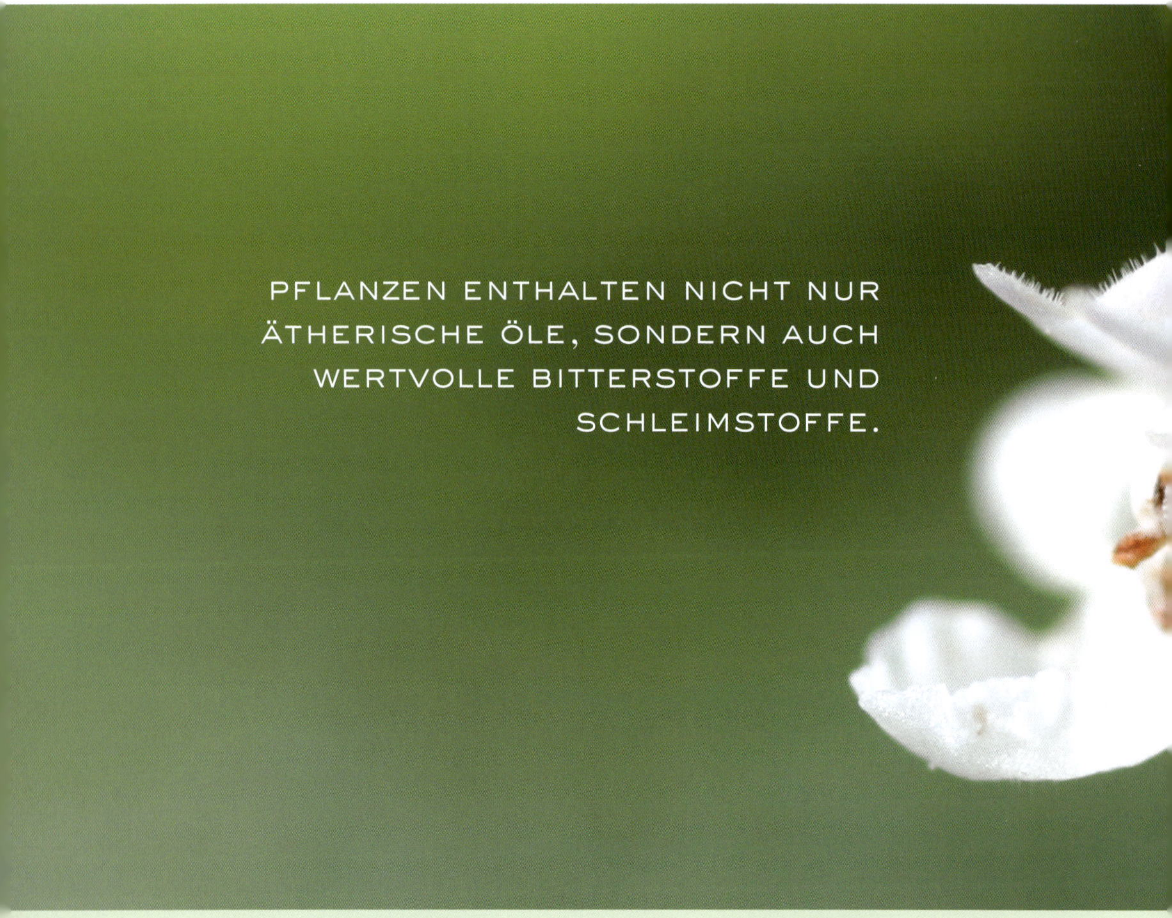

PFLANZEN ENTHALTEN NICHT NUR
ÄTHERISCHE ÖLE, SONDERN AUCH
WERTVOLLE BITTERSTOFFE UND
SCHLEIMSTOFFE.

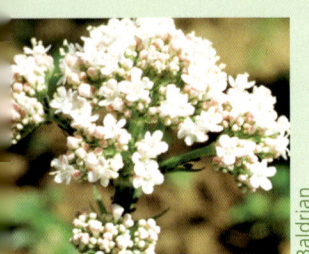 Baldrian
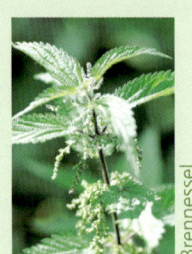 Brennessel
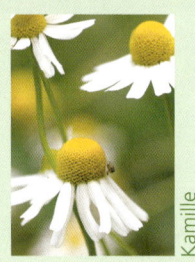 Kamille
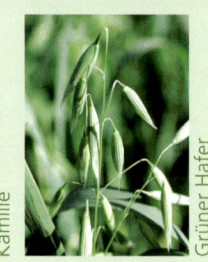 Grüner Hafer
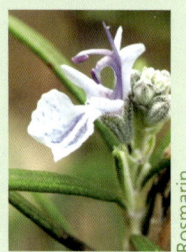 Rosmarin

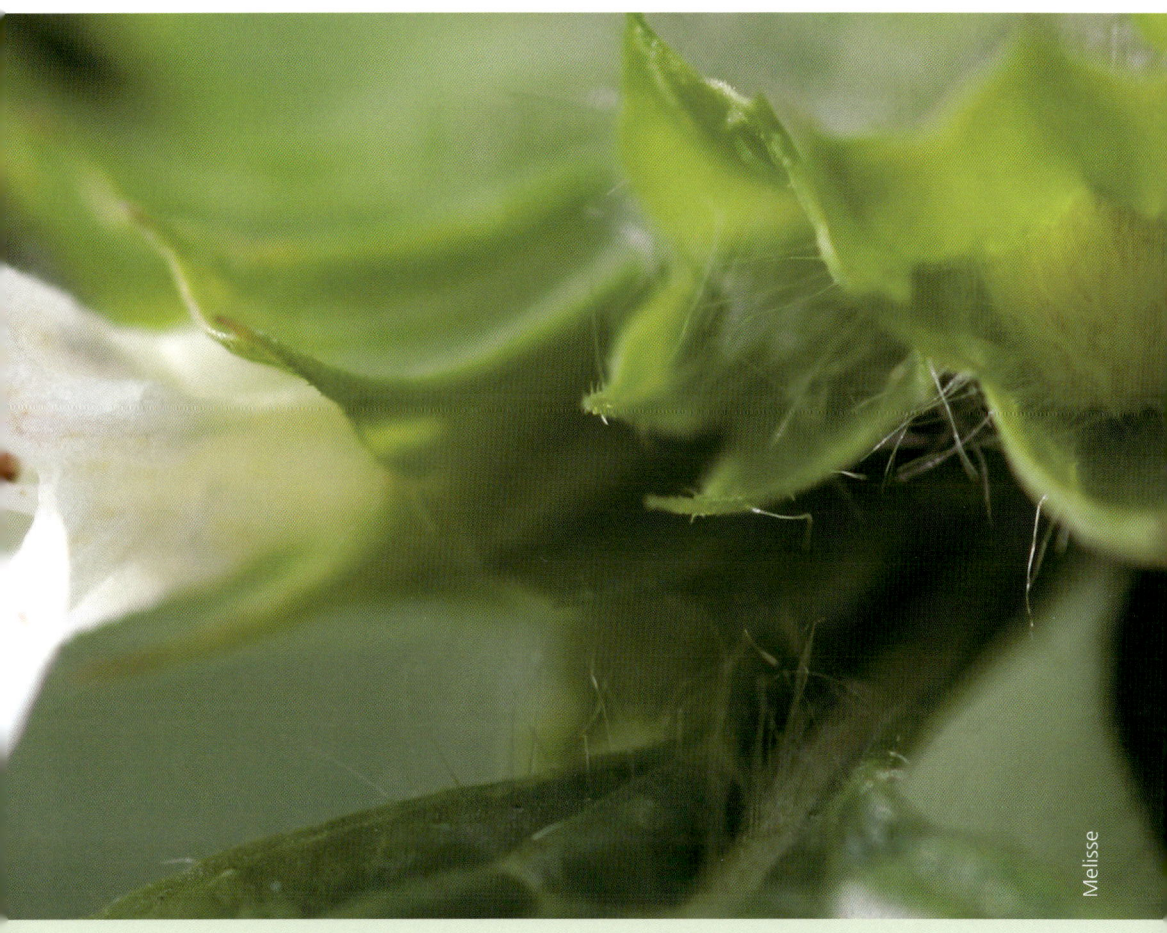

Melisse

EMPFEHLENSWERTE KRÄUTERTEES UND IHRE WIRKUNG

Echte Kamille	• entzündungshemmend, krampflösend bei Magen-Darm-Erkrankungen
Fenchel, Kümmel, Anis	• entblähend
Grüner Hafer	• harnsäuresenkend
Brennnessel, Schachtelhalm	• harntreibend
Rosmarin	• anregend, durchblutungsfördernd
Melisse, Baldrian	• beruhigend, schlaffördernd
Ginseng	• abwehrsteigernd, anregend

Der Entlastungstag

Dieser Tag leitet von der Betriebsamkeit des Alltags zu der Oase des Fastens über. Er dient der körperlichen und geistigen Einstimmung. Führen Sie schon morgens die Trockenbürstenmassage aus.

> Die Trockenbürstenmassage
>
> • fördert die Hautdurchblutung
> • beschleunigt den Strom der Lymphflüssigkeit
> • befreit die Haut von abgestorbenen Zellen
> • stimuliert die Hautnerven und wirkt dadurch anregend, zum Beispiel bei niedrigem Blutdruck und Anlaufschwierigkeiten beim Aufstehen
> • öffnet die Hautporen und begünstigt die Entgiftungsfunktion der Schweiß- und Talgdrüsen

Nicht anwenden dürfen Sie eine Trockenbürstenmassage bei entzündlichen Veränderungen der Haut und über Krampfadergebieten.

Versuchen Sie am Entlastungstag Genussmittel wie Kaffee, Alkohol, Nikotin oder Süßigkeiten zu meiden. Im Speiseplan sollten Fisch, Eier, Geflügel, Fleisch und Wurstwaren nicht mehr enthalten sein, um Fäulnisprozesse des tierischen Eiweißes im Darm zu vermeiden. Beschränken Sie sich auf drei kleine vegetarische Mahlzeiten, die Sie gut durchkauen und einspeicheln. Trinken Sie über den Tag verteilt zwei bis drei Liter Flüssigkeit in Form von Wasser oder ungesüßtem Kräuter- oder Früchtetee.

Bewegen Sie sich reichlich an der frischen Luft. Ein Spaziergang ist gut, Ausdauertraining noch besser.

Üben Sie das Pulszählen, damit Sie bei sportlichen Aktivitäten immer kontrollieren können, ob Ihr Pulsschlag optimal ist.

Machen Sie sich mit Übungen aus dem Trophotraining (Blitzentspannung) vertraut, einer sehr erfolgreichen Wohlspannungsstrategie, die wenig Zeit in Anspruch nimmt.

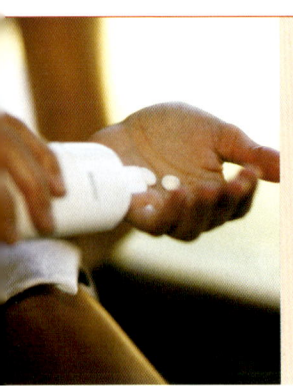

Trockenbürstenmassage

Bürsten Sie Arme und Beine in Längsrichtung zum Rumpf hin.
Beginnen Sie am rechten Fuß und streichen Sie über die Außenseite der Beine aufwärts, dann über die Innenseiten. Auf Oberschenkeln und Gesäß können Sie dabei kleine Kreise machen. Auf gleiche Weise massieren Sie die Arme: an der rechten Hand beginnend über die Außenseiten, dann über die Innenseiten immer zum Körper hin bürsten. Am Rumpf (Bauch, Brust und möglichst auch Rücken) bürsten Sie kreisförmig, wobei Sie den Druck bei der Bewegung in Richtung Herz verstärken. Zum Schluss cremen Sie sich mit einer Pflegecreme oder einem Hautöl ein.

Trophotraining

Nehmen Sie eine bequeme liegende oder sitzende Position ein. Schließen Sie die Augen entspannt.

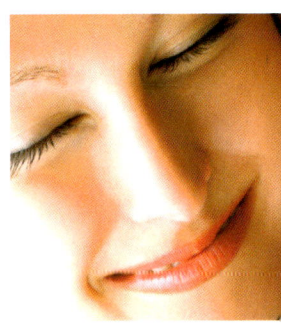

Achten Sie auf Ihre Atmung. Sie werden bemerken, dass die Atmung aus drei Teilen besteht: die Ausatmung, eine kleine Pause und dann die Einatmung. Bei der Einatmung können Sie sich vorstellen, dass eine Kanne mit Wasser ein Glas füllt; wie in dem Glas der Wasserspiegel ansteigt, so füllt sich Ihr Körper mit sauerstoffreicher Luft vom Gesäß bis oben zum Kopf hin. Bei der Ausatmung geben Sie den verbrauchten Sauerstoff wieder ab. Und wie bei der Entwässerung eines Sumpfgebietes können Sie alles, was Sie belastet mit der Ausatemluft abgeben. Es reicht, wenn Sie für drei Atemzüge beobachten, wie der Atem Ihnen geschieht. Der Atem kommt und geht als Geschenk. Bei längerem Üben verändert man unwillkürlich die Atmung. Das ist mit dieser Übung gar nicht bezweckt.

Stellen Sie sich eine Balkenwaage vor. In der einen Waagschale befinden Sie sich selbst mit all Ihren Wünschen und Bedürfnissen - in der anderen ist alles, was von Ihnen gefordert wird. Und Sie sagen sich: Alles ist gleich gültig. Also Sie und Ihre Wünsche und Bedürfnisse sind genauso gültig wie alles andere auf der Welt. Und dann spüren Sie in sich hinein, wie Sie sich bei diesem Gedanken fühlen. Diese beiden Vorstellungen sollten sie mehrmals täglich für ca. drei Minuten üben.

Rückkehr in die Realität: Atmen Sie tief durch, strecken Sie sich und sagen Sie sich: „ich bin erfrischt und hellwach.". Sie empfinden dann ein angenehmes Gefühl der konzentrierten Wohlspannung.

Weitere Übungen und ausführliche Erklärungen finden Sie im Buch „Trophotraining, so fühle ich mich wohl" (S. 146, auch als CD erhältlich)

Pulszählen

• Legen Sie die Spitzen von Zeige- und Mittelfinger der rechten Hand innen unterhalb des Daumens an das linke Handgelenk oder an die linke Halsseite neben den Kehlkopf, unterhalb des Kieferwinkels.
• Zählen Sie die Pulsschläge 15 Sekunden und multiplizieren Sie die Zahl mit vier; das ergibt die Pulsschläge pro Minute.
• Als Faustregel gilt während des Ausdauertrainings ein Puls von 180 minus Lebensalter, also für einen Vierzigjährigen 180 minus 40 = 140 Schläge pro Minute. Sie sollten sich während des Trainings ohne Not unterhalten können. Kein falscher Ehrgeiz!
• Gönnen Sie sich für den Anfang die Beratung eines Fitness-Trainers, der Ihnen Stretching-Übungen und die für Sie optimale Pulszahl vermittelt.

STARTEN SIE SCHON AM ENTLASTUNGSTAG DEN LIEBE-
VOLLEN UMGANG MIT SICH SELBST. TRETEN SIE VOR
DEN SPIEGEL UND BEGRÜSSEN SIE SICH LIEBEVOLL
MIT DEM VORNAMEN, ZUM BEISPIEL: „LIEBE(R)..., DU
BIST MEIN BESTER FREUND."

Vorschlag für eine Menüfolge am Entlastungstag

Morgens
Obst der Saison, z.B. Äpfel, Bananen, Pfirsiche, Melone etc.

Mittags Vorspeise
Salate der Jahreszeit, Feldsalat, Endivien, Lollo rosso, Tomaten, Sprossen, Fenchel und Staudensellerie mit leichtem Essig-Öl-Dressing.

- Saft einer halben Zitrone oder 3 - 4 Esslöffel Weinessig oder Balsamico
- 1/2 Teelöffel süßer Senf
- 2 EL kaltgepresstes Olivenöl oder Rapsöl
- 2 EL gehackte Salatkräuter
- 1/2 zerdrückte Knoblauchzehe

Beginnen Sie ein Fastentagebuch zu führen, in dem Sie körperliche und seelische Veränderungen und Eindrücke festhalten.

Mittags Hauptgang
Pellkartoffeln mit gemischtem Gemüse, reichlich mit möglichst frischen Kräutern gewürzt.

- 1 oder 2 Kartoffeln
- 1 Zwiebel
- 1 Zucchino
- 2 Tomaten
- 1 Paprika
- 2 Zehen Knoblauch
- gerebelten Rosmarin, Oregano
- Hefeflocken oder Kräutersalz
- Olivenöl für die Pfanne

Die Kartoffeln kochen Sie mit Schale, bis sie durch sind, und pellen sie anschließend. Waschen und zerkleinern Sie das Gemüse. Wenden Sie es bei kleiner Hitze im Olivenöl. Geben Sie den Knoblauch durch eine Knoblauchpresse oder hacken sie ihn mit den Gewürzkräutern klein.

Schmoren Sie Gemüse und Kräuter etwa zehn Minuten. Geben Sie alles auf einen Teller zu den Pellkartoffeln.

Abends
Zum Abendessen gibt es eine leichte Gemüsesuppe.

- 1 mittelgroße Kartoffel
- 1 Fenchelknolle
- 1 Petersilienwurzel
- 1 kleine Möhre
- 1/2 Liter Wasser
- Hefeflocken
- frisch gehackte Petersilie oder andere frische Gewürzkräuter

Putzen und waschen Sie das Gemüse und schneiden Sie es dann klein. Kochen Sie es 20 - 30 Minuten bei kleiner Hitze. Drücken Sie das weich gekochte Gemüse mit Wasser durch ein feines Sieb, würzen Sie die Suppe mit den Hefeflocken und streuen Sie zum Schluss die gehackten Gewürzkräuter darüber.

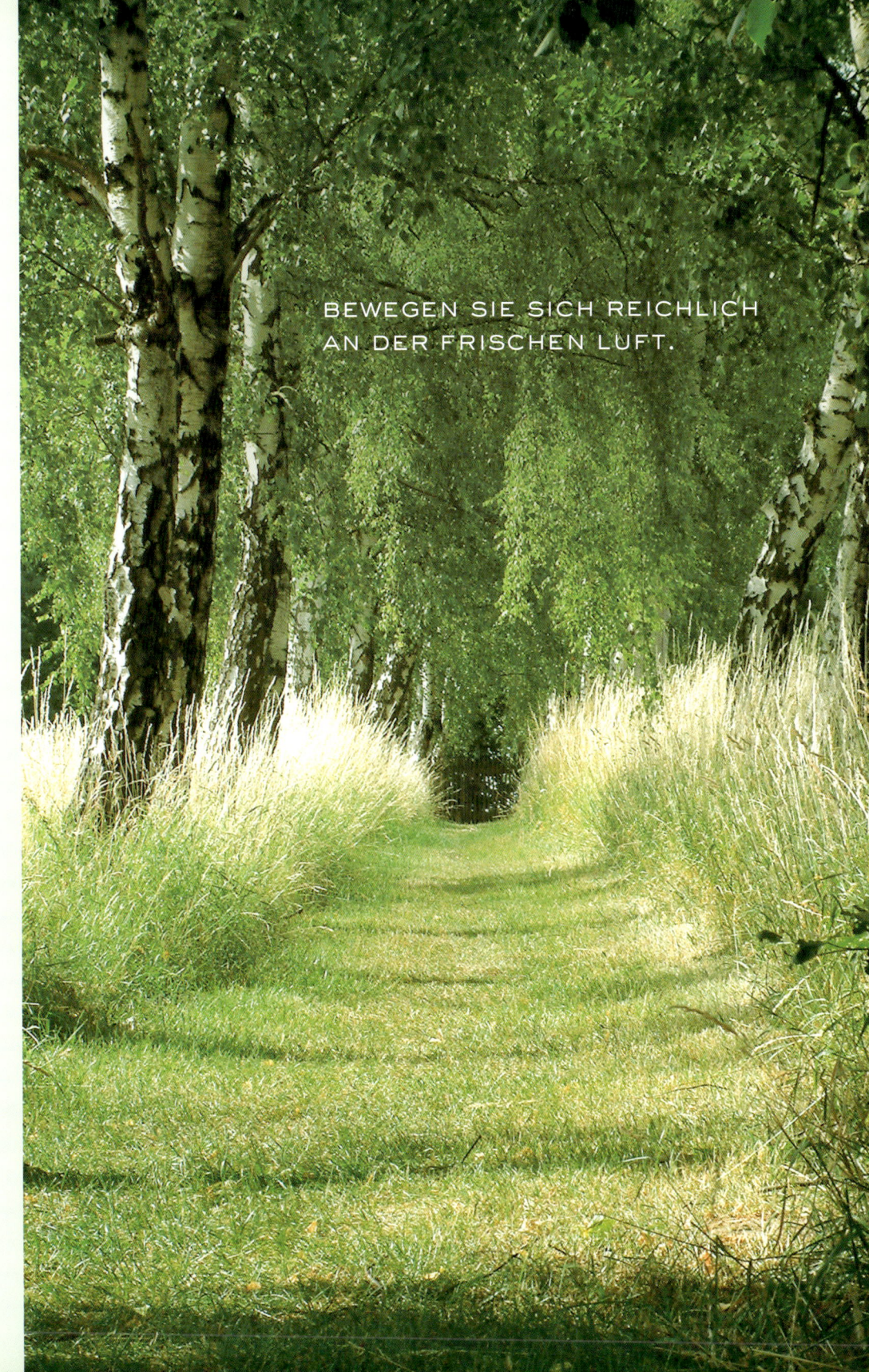

BEWEGEN SIE SICH REICHLICH
AN DER FRISCHEN LUFT.

Der erste Fastentag

Es liegt in unserer Freiheit, ob wir dem Tag einen positiven oder negativen Stempel aufdrücken. Stimmen Sie sich positiv auf den Tag ein.

In dieser positiven Grundstimmung beginnen Sie im Bett mit einem wirkungsvollen Bewegungstraining, das den Kreislauf anregt und die Muskulatur festigt. Es handelt sich um eine Übung der Chirogymnastik nach Dr. Laabs, die er mit der treffenden Bezeichnung „Scheibenwischer" versehen hat.

Nach der freundlichen Begrüßung im Spiegel lösen Sie nun einen Teelöffel Bittersalz oder F. X. Passagesalz mit einem Viertelliter warmem Wasser auf und trinken Sie es zügig aus. Keine Angst, bei dieser geringen Menge sind keine explosionsartigen Entleerungen zu befürchten.

Nun folgt die Trockenbürstenmassage, die Sie ja schon vom Entlastungstag her kennen.

Um sich von belastenden Darminhaltsstoffen, die Missempfindungen und Hungergefühle hervorrufen können, zu befreien, reinigen Sie sich mit einem Einlauf. Wer noch nie so eine Maßnahme erlebt hat, mag dem Ganzen skeptisch gegenüber stehen. Lassen Sie sich von dem angenehmen Wohlbefinden danach überraschen.

Im Anschluss nehmen Sie sich Zeit für eine intensive Körperreinigung in Form von Wechselduschen. Die Temperatur des kalten Wassers sollte 16 bis 18° C, die des warmen etwa 39° C betragen. Die letzte Duschphase wird immer mit kaltem Wasser durchgeführt. Setzen Sie besonders die Kälterezeptoren (Temperaturfühler) im Bereich des Gesichts, des Nackens und des Oberkörpers intensiv dem Wasserstrahl aus.

Jetzt wird es Zeit für ein „Frühstück" aus frisch gepresstem Möhrensaft (ein Pfund Möhren ergibt etwa 250 ml Saft), fügen Sie dem

---

Chirogymnastik nach Dr. Laabs

Legen Sie sich entspannt auf den Rücken, die Beine sind leicht gespreizt und angewinkelt. Während Sie den Kopf nach rechts drehen, bewegen Sie gleichzeitig beide Knie nach links, möglichst bis auf die Matratze hinunter. Dann in umgekehrter Reihenfolge den Kopf nach links wenden und die Beine nach rechts führen.

Diese Übung in ruhigem Wechsel etwa fünf Minuten lang durchführen.

Der Kreislauf ist dann angeregt. Stehen Sie auf und begrüßen Sie sich freundlich im Spiegel.

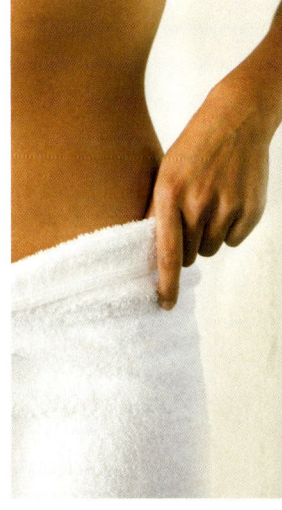

Saft einige Tropfen hochwertiges Pflanzenöl zu, damit der Körper die fettlöslichen Vitamine gut aufnehmen kann. Stürzen Sie das wohlschmeckende Getränk nicht einfach hinunter, sondern behalten Sie es im Mund und speicheln es genussvoll Schluck für Schluck ein. Das erleichtert Magen und Darm die Verdauungstätigkeit.

Nun wird es Zeit für ein bisschen Bewegung. Beginnen Sie mit einigen gymnastischen Übungen zur Lockerung und Dehnung. Als Ausdauertraining wählen Sie eine Sportart, die Ihren Neigungen und Ihrem Körpergewicht gerecht wird. Zeigt die Waage noch zuviel an, sind zur Schonung der Gelenke Radfahren, Ergometertraining und Schwimmen besonders günstig.

Versuchen Sie, eine Pulsfrequenz von 180 minus Lebensalter zu erreichen. Also zum Beispiel ein 35jähriger: 180 minus 35 = 145 Schläge pro Minute. Diese Pulsaktivität sollte für zwanzig bis dreißig Minuten aufrecht erhalten werden.

Im Anschluss an den Sport tut ein 15- bis 20minütiges Kräutervollbad sehr gut. Es entspannt vor allem die Muskulatur. Sie können je nach Befinden Kräuterzusätze mit unterschiedlicher Wirkung verwenden.

Wirkung von Kräuterzusätzen beim Vollbad

Heublume, Hafer	•	auflösend, gut bei Rheuma
Baldrian	•	beruhigend
Rosmarin	•	anregend
Molke, Kleie	•	hautpflegend (bei trockener und
Olivenöl		entzündlich veränderter Haut

Nach dem Vollbad folgen ein kalter Abguss und ca. 30 Minuten Ruhe.

Mittags gönnen Sie sich 500 ml Gemüsebrühe (Rezept wie am Entlastungstag abends). Die Müdigkeit, die sich danach einstellt, nutzen Sie für eine Mittagsruhe. Dabei unterstützen Sie Ihre Versorgungsfabrik, die Leber, mit einer feuchtwarmen Packung.

Es bietet sich an, am Ende der Mittagsruhe in entspannter Körperlage das Trophotraining zu üben.
Danach beleben Sie Ihren Kreislauf mit einem Wechselarmguss.

Für den Wechselarmguss

- Badewanne oder Duschbecken
- Einen Schemel oder einen umgedrehten Plastikeimer
- Einen Duschschlauch ohne Duschkopf (ideal ist ein Kneippschlauch, ø etwa 2 cm)
- Bei nach oben gerichtetem Schlauch soll das Wasser ca. eine handbreit nach oben sprudeln, dann hat der Wasserstrahl den richtigen Druck

Wechselarmguss

Entkleiden Sie den Oberkörper. Beugen Sie sich über die Wanne und stützen Sie den rechten Arm gestreckt auf Schemel oder Eimer ab. Die linke Hand führt den Schlauch. Die Wassertemperatur soll 36 bis 39 ° C betragen.

Der Warmwasser-Guss beginnt rechts am Handrücken.
Führen Sie den Wasserstrahl auf der Außenseite des Armes bis auf die Höhe der Schulter, halten Sie kurz inne und führen Sie den Guss auf der Innenseite zur Handfläche zurück. So wird der Abguss etwa drei Minuten fortgeführt, das bereitet den Arm auf die Kaltanwendung vor.

Nun lassen Sie kaltes Wasser etwa 5 bis 10 Sekunden lang über den Arm strömen (12 bis 18 ° C, in der angegebenen Reihenfolge), bis die so genannte „Reaktion" im Kneippschen Sinne eintritt: Eine Erwärmung und gleichmäßige Rötung der Haut. Bei Auftreten dieser Reaktion beenden Sie die Kaltwasseranwendung.
Diesen Wechsel wiederholen Sie zweimal und schließen das Ganze mit der Kaltanwendung ab. Nachdem Sie den Wechselguss auch am linken Arm durchgeführt haben, streifen Sie das Wasser ab und trocknen nur die Hände ab. Pendeln oder kreisen Sie mit den Armen, bis Sie durchwärmt sind.

Beachten Sie stets: Eine unnatürliche Blässe der Haut, verbunden mit Schmerzen, deutet auf eine krampfartige Verengung der Blutgefäße und somit auf eine zu lange Dauer der Kälteeinwirkung hin.

Marmorierte, fleckige Haut ist Zeichen einer gestörten Regulation der Durchblutung, die sich aber durch die regelmäßige Durchführung Kneippscher Anwendungen verbessern lässt.

Kneipp selbst legte auf das Nichtabtrocknen als heilenden Faktor großen Wert, da die Verdunstungskälte nochmals einen thermischen Reiz und damit eine verstärkte Wirkung der Anwendung erzeugt.

Ziehen Sie sich nun der Witterung entsprechend - eher etwas wärmer - an und beleben Sie Ihren Körper durch einen flotten Spaziergang an der frischen Luft, ohne sich dabei zu überfordern. Während des Spaziergangs legen Sie Pausen für gezielte Atemübungen ein.

Breitbeinig hinstellen, Arme hochschwingen, tief einatmen, Oberkörper nach unten beugen, Arme nach unten schwingen und dabei tief ausatmen.

Diese Übung sollten Sie mehrmals wiederholen.

Gegen Abend bereiten Sie sich einen Kräutertee mit einem Esslöffel guten Honigs.

Bei der Abendgestaltung meiden Sie bewusst den gewohnten Konsum trivialer Fernsehkost und lassen sich lieber von guter Literatur oder Musik verführen, oder beweisen schriftstellerische Qualitäten in Form von Eintragungen in Ihr Fastentagebuch.

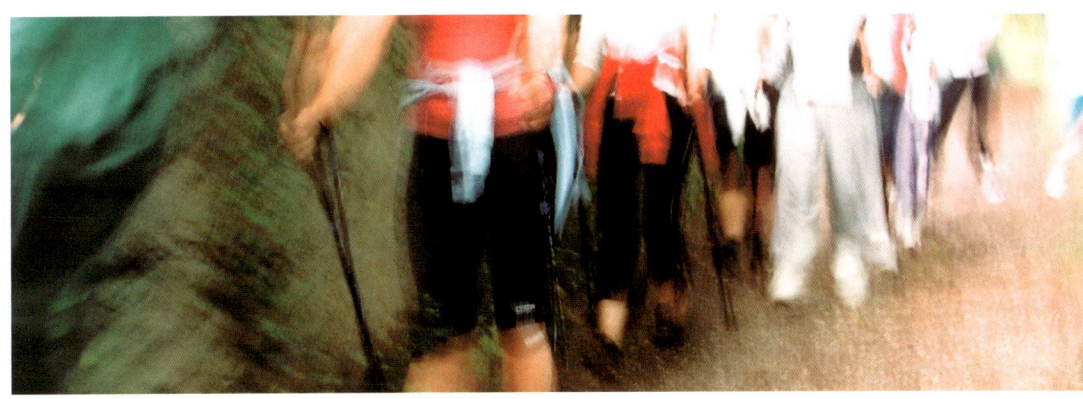

Der zweite Fastentag

Nach der chirogymnastischen Übung im Bett, der psychopädischen Aufmunterung vor dem Spiegel, der Trockenbürstenmassage und dem Trinken des Bitterwassers führen Sie wieder einen Einlauf durch.

BEGRÜSSEN SIE DEN ZWEITEN FASTEN-TAG WIEDER MIT POSITIVEN GEDANKEN.

Zum Frühstück genießen Sie ein Glas (200 ml) milchsauer vergorenen Rote-Bete-Saft. Wenn Sie am Nachmittag in die Sauna gehen möchten, trinken Sie den ganzen Vormittag über vermehrt Wasser und Tees.
Als Kneippsche Anwendung erwartet Sie heute eine Wechselfußbad. Sie benötigen zwei große Eimer, die Sie in der Badewanne oder im Duschbecken aufstellen, um Überschwemmungen zu vermeiden.

Nun folgt das Bewegungsprogramm mit gymnastischen Übungen zum Aufwärmen und Ausdauer-Bewegungstraining.

Die mittägliche Gemüsebrühe bereiten Sie wie am Vortag zu.
Nach der Mittagsruhe mit Leberpackung folgen wieder der Wechselarmguss und ein flotter Spaziergang.

Für diesen Nachmittag bietet sich ein Saunabesuch an, der die Ausscheidung von vielen belastenden Stoffen über die Hautporen „ankurbelt". Außerdem werden die Blutgefäße durch den Wechsel zwischen warm und kalt trainiert.

Abends genießen Sie wieder Kräutertee und Honig.

Während der gesamten Fastenzeit und auch hinterher können Sie, wenn Sie etwas für Ihre Darmbakterien, Ihre Mitstreiter auf dem Weg der Gesundheitserhaltung, tun möchten, dreimal ein Gläschen Kanne-Brottrunk zu sich nehmen (ca. 100 ml). Das Darmmilieu wird durch die darin enthaltene Milchsäure, durch die Mineralien und Spurenelemente entscheidend verbessert.

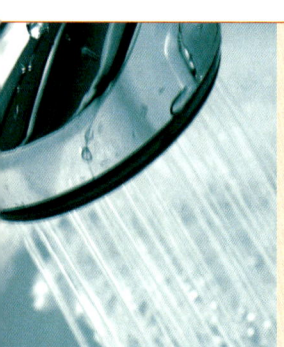

Wechselfußbad

Beginnen Sie mit der Warmanwendung (Temperatur 36 bis 38° C) für ca. fünf Minuten. Der Wasserspiegel soll bis eine Handbreit unter das Knie reichen. Wechseln Sie dann in den Eimer mit kaltem Wasser (12 bis 18° C) für ca. 10 bis 15 Sekunden.
Diesen Wechsel vollziehen Sie zweimal und beenden das Wechselbad mit der Kaltanwendung. Streifen Sie nun das Wasser mit den Händen ab. Ziehen Sie ein Paar Wollstrümpfe an und marschieren Sie durch die Wohnung (oder auch auf der Stelle), bis die Füße wieder richtig schön warm sind.

Sauna

Verzichten Sie beim Fasten auf jeglichen Saunamarathon! Zwei Durchgänge von ca. zehn Minuten genügen.

Wer zum ersten Mal eine Sauna besucht, sollte sich nicht auf die unterste Bank setzen. Für Saunaneulinge ist es ratsamer, sich für kurze Zeit auf der mittleren Saunabank aufzuhalten, als längere Zeit auf der untersten Stufe. Da die Raumtemperatur in der Sauna von unten nach oben zunimmt, hängen die Beine sonst in einem relativ kühlen Bereich, während der Kopf glüht. Dies führt zu einer ungleichmäßigen Durchblutung und hat unter Umständen Kopfschmerzen oder Missempfindungen zur Folge.

Versuchen Sie nicht unbedingt, so lange in der Hitze durchzuhalten wie die anderen Saunabesucher, die oft routiniert sind. Jeder Körper reagiert in der Hitze anders und verlangt seinen eigenen Rhythmus.

Wenn Sie zu den Menschen gehören, die meinen, nicht richtig schwitzen zu können, so besteht kein Grund zur Sorge. Auch das Schwitzen kann man trainieren. **Durch regelmäßige Saunabesuche lernt die Haut, mit ihren Poren wieder richtig zu reagieren, die Schweißdrüsen werden aktiviert.**

Achten Sie beim Beenden jedes Saunadurchganges auf ausreichende Abkühlung, besonders Gesicht und Oberkörper sollten Sie nicht vergessen.

Bei Schwindelgefühlen verlassen Sie bitte die Sauna, legen sich am besten an Ort und Stelle hin und lagern die Beine über Körperniveau, zum Beispiel auf eine Bank.

Nach der Sauna ist keine körperliche Anstrengung angebracht, sondern ca. eine halbe Stunde Ruhe und Entspannung.

In unserem Programm
behalten wir täglich bei:

- Positives Einstimmen nach dem Erwachen
- „Scheibenwischer" im Bett
- Psychologische Aufmunterung vor dem Spiegel
- Trinken des Bitterwassers
- Trockenbürstenmassage
- Einlauf
- Wechselduschen
- Ausdauer-Bewegungstraining
- Trophotraining
- Mittagsruhe mit Leberpackung und
  nachfolgendem Wechselarmguss
- Spaziergang an der frischen Luft

Ingwertee
hilft bei Kältegefühl.

Schneiden Sie ca. 2 cm einer Ingwerknolle sehr klein und übergießen Sie sie mit heißem Wasser. Lassen Sie den Tee 10 Minuten ziehen.

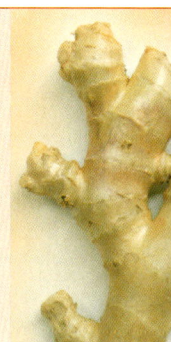

Dritter, vierter und fünfter Fastentag

Sie nehmen morgens einen Gemüsesaft, mittags eine Gemüsebrühe, abends Kräutertee und Honig zu sich. Am dritten und fünften Fastentag entspannen Sie sich in einem Kräutervollbad.

Die Saunabesuche planen Sie jeden zweiten Tag, also wieder am vierten und sechsten Tag, ein.

Denken Sie daran, dass Sie für die Aufbautage noch frische Lebensmittel brauchen. Je nach Saison kaufen Sie Obst, Gemüse, Kartoffeln, Knäckebrot, Kräuter und Quark.

Der erste Aufbautag

Sie fangen wieder an zu essen. Bis auf den Einlauf behalten Sie Ihr Kneippsches-, Bewegungs- und psychopädisches Programm bei. Auch das Abführsalz nehmen Sie zunächst noch weiter, damit die regelmäßige Stuhlentleerung wieder in Gang kommt. Bei zu häufigem Stuhlgang und zu dünner Stuhlqualität können Sie auf das Bittersalz verzichten.

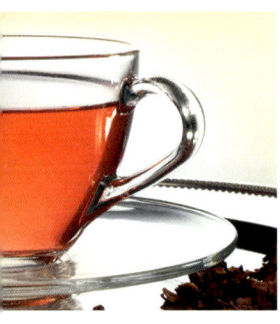

Morgens

Beginnen Sie mit einem frischen reifen Apfel. Genießen Sie ihn, kauen Sie sorgfältig und konzentrieren Sie sich auf das Essen - ohne jede Ablenkung durch Gespräch, Musik oder Fernsehen.

Mittags

Bereiten Sie sich eine Kartoffelsuppe.

- 3 - 4 geschälte, rohe Kartoffeln
- 3/4 Liter Wasser
- Hefeflocken
- Kümmel, Muskat, Majoran, Petersilie

Reiben Sie pro Person drei bis vier rohe Kartoffeln in dreiviertel Liter kochendes Wasser und lassen sie das Ganze etwa zehn Minuten kochen. Abgeschmeckt wird die Suppe mit Hefeflocken, gemahlenem Kümmel und Muskat, gerebeltem Majoran und frischer Petersilie.

Abends

Kochen Sie sich eine Gemüsesuppe.

- 1 kleine Kartoffel
- 200 g Gemüse (bunt gemischt oder nur eine Sorte)
- Hefeflocken
- Oregano, Liebstöckl, Petersilie

Das Gemüse und die geschälten Kartoffeln (pro Person 1 Kartoffel) kleinschneiden und zusammen gar kochen. Abschmecken können Sie mit Hefeflocken, Oregano, Liebstöckl und Petersilie.

Essen Sie betont langsam, speicheln Sie die Nahrung sorgfältig ein und hören Sie beim Gefühl der Sättigung auf zu essen.

Behalten Sie die Gewohnheit bei, auch weiterhin täglich mindestens zwei Liter Flüssigkeit zu trinken (ungesüßten Kräuter- oder Früchtetee und Mineralwasser).

Der zweite Aufbautag

Morgens
Essen Sie wieder langsam und genüsslich eine Portion Obst, zum Beispiel Banane, Apfel etc.

Mittags
Bereiten Sie sich zum Beispiel Möhrengemüse und Kartoffelschnee.

- 2 mittelgroße Kartoffeln
- 150 g Möhren
- Liebstöckl, Petersilie
- Hefewürze

Schälen Sie die Kartoffeln und kochen Sie sie ohne Salz gar.

Nehmen Sie die Möhren, schälen sie und würfeln sie fein. Kochen Sie die Möhrenstücke kurz und schmecken Sie sie mit Liebstöckl, Petersilie und Hefewürze ab. Zerstampfen Sie die Kartoffeln zu breiiger Konsistenz. Auf den Kartoffelschnee geben Sie das Möhrengemüse.

Abends
Knäckebrot mit Kräuterquark und Tomaten.

Verzichten Sie in der nächsten Woche noch auf Fleisch und Wurst und bevorzugen Sie Obst und Gemüse aus biologischem Anbau.

ESSEN SIE BETONT LANGSAM UND TRINKEN SIE AUCH WEITERHIN TÄGLICH MINDESTENS ZWEI LITER FLÜSSIGKEIT.

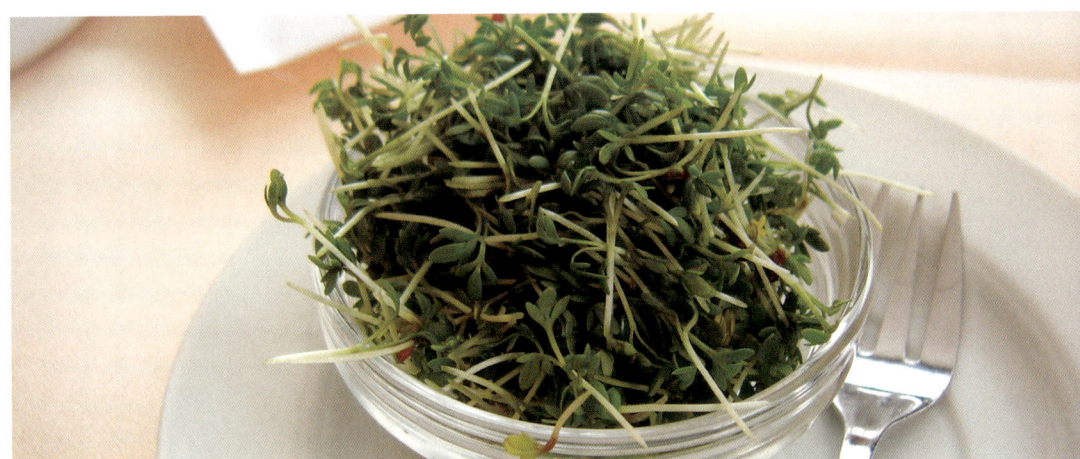

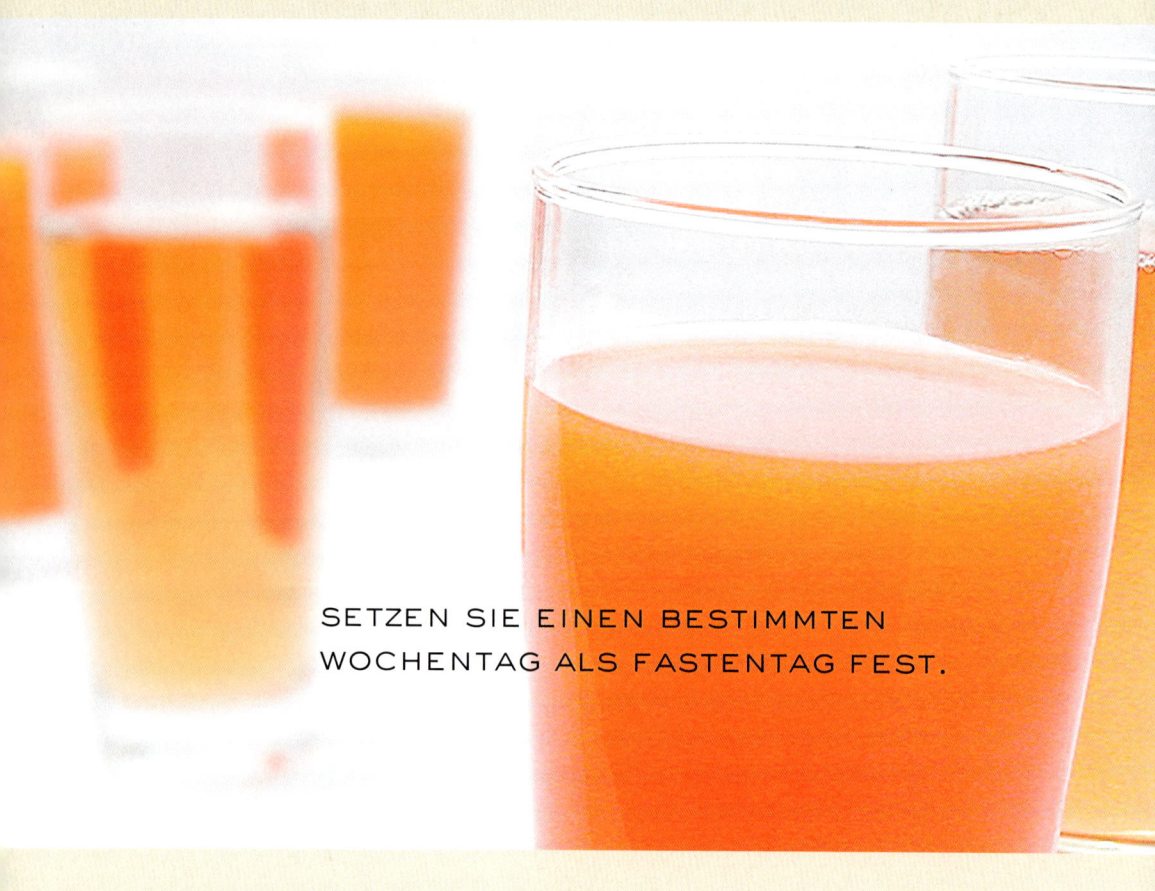

SETZEN SIE EINEN BESTIMMTEN
WOCHENTAG ALS FASTENTAG FEST.

Ein Fastentag pro Woche

Nachdem Sie gespürt haben, wie gut Ihnen das Fasten tut, werden Sie sich nun fragen: „Wie kann ich den erreichten Fastenerfolg auf Dauer festigen?"

Sehr bewährt hat es sich, einen Tag der Woche zur Fortführung der Stoffwechselentlastung als Fastentag zu gestalten. Erleichtert wird das Durchhalten dieser guten Gewohnheit, wenn Sie sich dafür einen bestimmten Wochentag aussuchen. Berufstätige wählen oft den Samstag, weil sie sich da ungestört vom Routinealltag der Gesundheit widmen können. Andere empfinden zum Beispiel den Montag wohltuend als Fastentag, wenn sie dazu neigen, am Wochenende zu üppige Gaumenfreuden zu genießen.

Vielleicht können Sie ja auch ein ausführlicheres Ausdauer-Bewegungstraining einplanen, zum Beispiel Schwimmbadbesuch, Waldlauf, Radfahren, Nordic Walking etc.

Die Ausleitung wird unterstützt
durch

• die morgendliche Einnahme
  von Bittersalz oder F. X. Passagesalz (1 TL auf 1/4 l Wasser,
  morgens nüchtern oder schon
  am Vorabend einnehmen -
  je nach Entleerungsgeschwin-
  digkeit des Darmes
• durch einen Saunabesuch
• durch reichlich Trinken, das
  heißt 2 - 3 Liter natriumchloridarmes Mineralwasser oder
  Kräutertee

Ein Saftfastentag

Morgens gibt es 200 ml frisch gepressten Möhrensaft, angereichert
mit einigen Tropfen hochwertigen
Pflanzenöls zur besseren Aufnahme
des fettlöslichen Vitamin A. Trinken
Sie den frischen Saft sofort, da
sonst wertvolle Inhaltsstoffe verlo-
ren gehen. Ersatzweise können Sie
auch hochwertige Gemüsesäfte
aus der Flasche nehmen.
Mittags machen Sie sich einen halben Liter Gemüsebrühe.
Abends versüßen Sie sich einen
Kräutertee Ihrer Wahl mit einem
Esslöffel Honig.

Ein Schleimfastentag

Morgens, mittags und abends gibt
es jeweils 200 ml Dinkel-, Hafer-,
Reis oder Leinsamenschleim.

Leinsamenschleim
Setzen Sie 40 Gramm ungeschrote-
ten Leinsamen in einem halben Li-

ter kalten Wasser an. Lassen Sie das
Wasser kurz aufkochen und bei
kleiner Flamme 15 bis 20 Minuten
weiterköcheln, bis eine schleimige
Konsistenz entsteht.
Gießen Sie die Körner durch ein
Sieb ab und lassen Sie den Schleim
etwas abkühlen.

Dinkelschleim
Einen halben Liter Wasser aufkochen lassen, 50 Gramm Dinkel-Voll-
kornmehl einrühren und bei kleiner
Hitze 15 bis 20 Minuten ausquellen
lassen.

Haferschleim
Zubereitung wie bei Dinkelschleim.
Statt Dinkel nehmen Sie 50 Gramm
Hafer-Vollkornmehl.

Reisschleim
Gleiche Zubereitung wie bei Dinkelschleim. Statt Dinkel verwenden Sie
50 Gramm gemahlenen runden
Milchreis.

Natürlich schmeckt der sonst eher
fade Schleim besser, wenn Sie ihn
mit Hefeflocken, Liebstöckl, frischer
Petersilie und anderen aromati-
schen Kräutern würzen.

Ein Molkefastentag

Trinken Sie über den Tag verteilt einen Liter Diät-Kurmolke. Sie wirkt
anregend auf die Darmtätigkeit und
enthält fast ausschließlich die für
den Körper wertvolle rechtsdrehen-
de Milchsäure. Zusätzlich wird
empfohlen, 80 ml Frischpflanzen-
saft aus Löwenzahn und Brennnessel in kleinen Portionen zu trinken.

Entlastungstage

Es gibt verschiedene Möglichkeiten.

Ein Milch-Brötchen Tag nach F. X. Mayr

Essen Sie morgens und mittags eine zwei bis drei Tage alte luftgetrocknete Weißbrotsemmel, in Scheiben geschnitten, mit 200 ml kalter oder warmer Milch.

Sie können zwischen Vollmilch und Buttermilch wählen. Kauen Sie einen Bissen des Brötchens so lange, bis es sich völlig aufgelöst hat, um den Speichel zu locken.
Dann nehmen Sie einen Löffel Milch in den Mund dazu und mischen alles sorgfältig, bevor Sie den Speisebrei hinunterschlucken.

Abends genießen Sie Kräutertee mit einem Esslöffel Honig.

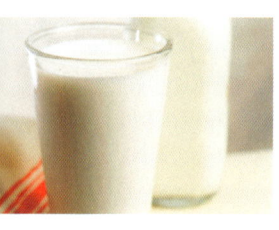

F. X. Mayr legte bei seiner Fastenkur großen Wert auf eine manuelle Bauchbehandlung.

Bauchmassage nach Dr. Collier
Legen Sie sich mit ausgestreckten Beinen auf den Rücken und stützen Sie die Ellenbogen auf (eventuell Polster unterschieben).

1. Kontaktaufnahme
Legen Sie die Hände mit gespreizten Fingern nach innen auf den Bauch. Nehmen Sie aufmerksam wahr, wie sich der Bauch beim Einatmen ausdehnt. Die Fingerspitzen entfernen sich voneinander. Beim Ausatmen sinkt der Bauch ein, die Fingerspitzen nähern sich einander. Erzeugen Sie sanften Druck und versuchen Sie, den Atembewegungen folgend, die Einsinktiefe der Hände in die Bauchdecke konstant zuhalten. Legen Sie die ganze Handfläche auf und üben nur zarten Druck auf die Haut aus.

2. Ganzheitsbehandlung
Kreisen Sie mit beiden Händen auf den Seiten des Bauchs, die rechte Hand gegen, die linke mit dem Uhrzeigersinn. Beginnen Sie nach der Ausatmung mit der rechten Hand und streichen zehn Kreise, dann mit der linken Hand zehn Kreise, anschließend führen Sie beide Hände kreisend aufeinander zu und wieder auseinander:
Von unten zur Mitte, von der Mitte nach oben, von oben seitlich nach unten...also insgesamt auf jeder Bauchseite einen großen Kreis.
So massieren Sie drei bis fünf Minuten lang weiter.

3. Detailbehandlung
Zum Massieren einzelner Bereiche, zum Beispiel Magenausgang, Leberwinkel oder Blinddarmbereich, fixieren Sie eine Hand mit der Handkante am Becken und massieren mit der anderen Hand zart gegen dieses Widerlager. Zum Abschluss der Massage umfassen Sie den Bauch mit beiden Händen und drücken mehrmals sanft von außen nach innen.

Ein Obsttag

Beim Obsttag essen Sie nur ein Kilogramm reife Früchte der Saison, möglichst aus kontrolliert ökologischem Anbau, die Sie über den Tag verteilt genießen.

Ein Kartoffeltag

Morgens, mittags und abends kochen Sie zwei bis drei Pellkartoffeln, die Sie, mit frischen Kräutern und Hefeflocken gewürzt, langsam und gründlich kauend verzehren.

Ein Reistag

Kochen Sie 170 g Vollkornreis ohne Salz und aus einem Kilo Äpfel ungesüßten Apfelbrei, den Sie mit Zimt abschmecken können.
Teilen Sie die Zutaten in drei Portionen auf, die Sie morgens, mittags und abends zu sich nehmen.
Statt den Apfelbrei zu kochen, können Sie auch zu jeder Mahlzeit den Apfel fein reiben.

Ein Dinkeltag

Früh, mittags und abends gibt es Dinkelsuppe.

Geben Sie 40 g fein gemahlenes Dinkel Vollkornmehl in einen halben Liter kochendes Wasser. Lassen Sie es einmal kurz aufkochen und ca. 20 Minuten bei kleiner Hitze ausquellen. Die Suppe kann mit Zimt und Banane oder Kräutern und Muskatnuss abgeschmeckt werden.

Ein Rohkosttag

Morgens gibt es reifes Frischobst nach Jahreszeit.
Mittags können Sie sich eine Rohkostplatte zusammenstellen, zum Beispiel Blattsalate, geriebene Karotten und Sauerkraut, die Sie mit einem leichten Zitrone-Öl- oder Essig-Öl-Dressing und frischen Kräutern schmackhaft machen.
Abends gibt es Kräutertee, den Sie sich mit einem Esslöffel Honig versüßen können.

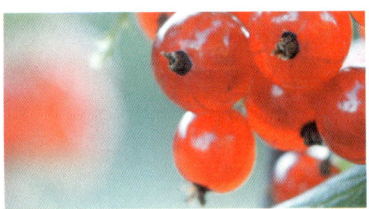
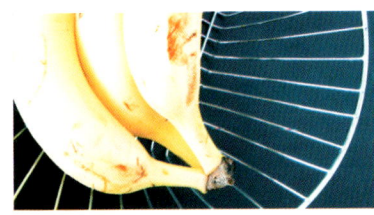
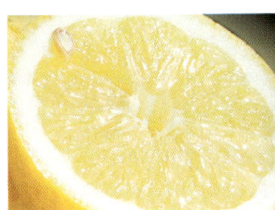

Fasten nach Festen

Der Mensch ist ein geselliges Wesen. Was gibt es nicht alles zu feiern: Geburtstage, Taufen und Konfirmationen, Betriebsfeiern und Beförderungen oder ganz einfach ein Gartenfest mit Nachbarn.
Damit der fröhliche Genuss ohne Reue bleibt, planen Sie am nächsten Tag einen Fastentag ein - Ihr Körper wird es Ihnen mit unverminderter Leistungsfähigkeit und seelischer Ausgeglichenheit danken.

Kurzfasten bei banalen Infekten

Als banale Infekte bezeichnen wir leichte fieberhafte Erkrankungen mit Schnupfen, Halsweh und Husten, die so genannte „Erkältung", oder die oft durch Viren hervorgerufenen Magen-Darm-Verstimmungen. Mit diesen Erregern wird der Körper wesentlich schneller und besser fertig, wenn er von der Verdauungsarbeit entlastet wird. Die eingesparte Energie kommt ihm bei der Krankheitsabwehr zugute.
Als weitere Maßnahmen empfehlen wir die Unterstützung der Darmentleerung durch abführende Salzlösungen (ein Teelöffel Bittersalz auf einen viertel Liter Wasser) und die Durchführung eines Einlaufs.

Trinken Sie reichlich Lindenblütentee, der schweißtreibend wirkt und einen dreiviertel Liter Holundersaft zur Stärkung der Körperabwehr.
Um den Flüssigkeitsverlust durch Schwitzen auszugleichen, trinken Sie dazu noch Wasser, Kräutertee und frisch gepressten Apfelsinensaft.

Fastenwandern

Der Begründer der Fastenwanderidee war **Lennart Edren**, ein schwedischer Arzt, der den berühmten Fastenmarsch in Schweden anführte. Im August 1954 begannen elf Mitglieder der schwedischen vegetarischen Gesellschaft und der Waerland-Bewegung einen Fußmarsch von Göteborg nach Stockholm. Sie legten die Strecke von 520 km in 10 Tagen zurück, ohne etwas zu sich zu nehmen außer Quellwasser, also täglich rund 50 km bei völliger Nahrungsenthaltung. Zehn von den elf Teilnehmern erreichten nach 10 Tagen Stockholm, genau nach Plan. Sie wurden von Ärzten des größten Spitals in Stockholm genau untersucht. Diese waren erstaunt über die vorzügliche Gesundheit und Frische aller Teilnehmer.

In Deutschland haben sich seither mehrere Gruppierungen gebildet, die Fastenwanderungen anbieten. Ihr Ziel ist es, beim gemeinsamen Wandern die Vorzüge des Fastens zu erleben.
Auch in der Malteser Klinik von Weckbecker haben sich Fastenwanderungen sowohl zur Gesundheitsvorsorge als auch zur Krankheitsbehandlung bewährt.

Wie häufig ist Fasten sinnvoll?

Diese Frage lässt sich nur individuell beantworten.

> **In die Beurteilung fließen ein**
>
> • die eventuell bestehenden Grunderkrankungen
> • Körpergewicht und Konstitutionstyp
> • die Ernährungsweise und Esskultur zwischen den Fastenperioden

Wer schon einmal gefastet hat, wird bestätigen, dass man sehr wohl spürt, wann Körper und Seele wieder eine Regeneration durch eine Fastenperiode benötigen.

> **Anzeichen für die Notwendigkeit einer Fastenperiode**
>
> • Eine Verringerung der körperlichen und geistigen Leistungsfähigkeit
> • Das Nachlassen der Genussfähigkeit und gehäuftes Auftreten von Stimmungstiefs
> • Körperliche Beschwerden wie Gelenkschmerzen, Lymphstauungen, Völlegefühl etc.

Erfahrungsgemäß halten je nach vorangegangener Fastendauer die Stoffwechselbereinigung und die Motivation für eine gesündere Lebensführung ungefähr ein halbes bis dreiviertel Jahr gut vor.

Wenn nun die alten Beschwerden allmählich wieder auftreten, sollte man nicht warten, bis der gleiche Zustand wie vor dem Fasten erreicht ist, sondern bereits bei den ersten Anzeichen einer Verschlechterung erneut fasten. Man kann feststellen, dass für den reizüberfluteten, nicht optimal ernährten und körperlich wenig trainierten Menschen unserer Zeit zwei Fastenwochen in halbjährlichen Abständen keinen Luxus bedeuten.

Dabei wird bei zunehmender Fastenerfahrung dieser Zeitabschnitt nicht mehr als dramatischer Verzicht erlebt, sondern als willkommene Erholung für Körper, Geist und Seele empfunden.

NICHT DIE DINGE SELBST BEUNRUHIGEN DIE MENSCHEN, SONDERN DIE VORSTELLUNG VON DEN DINGEN.
EPIKRET

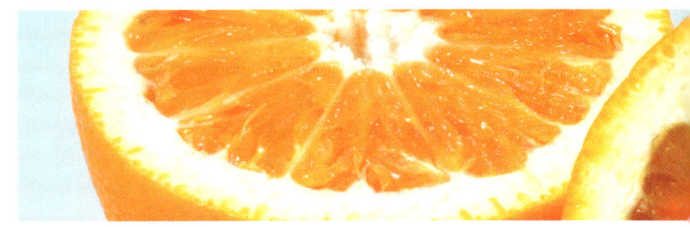

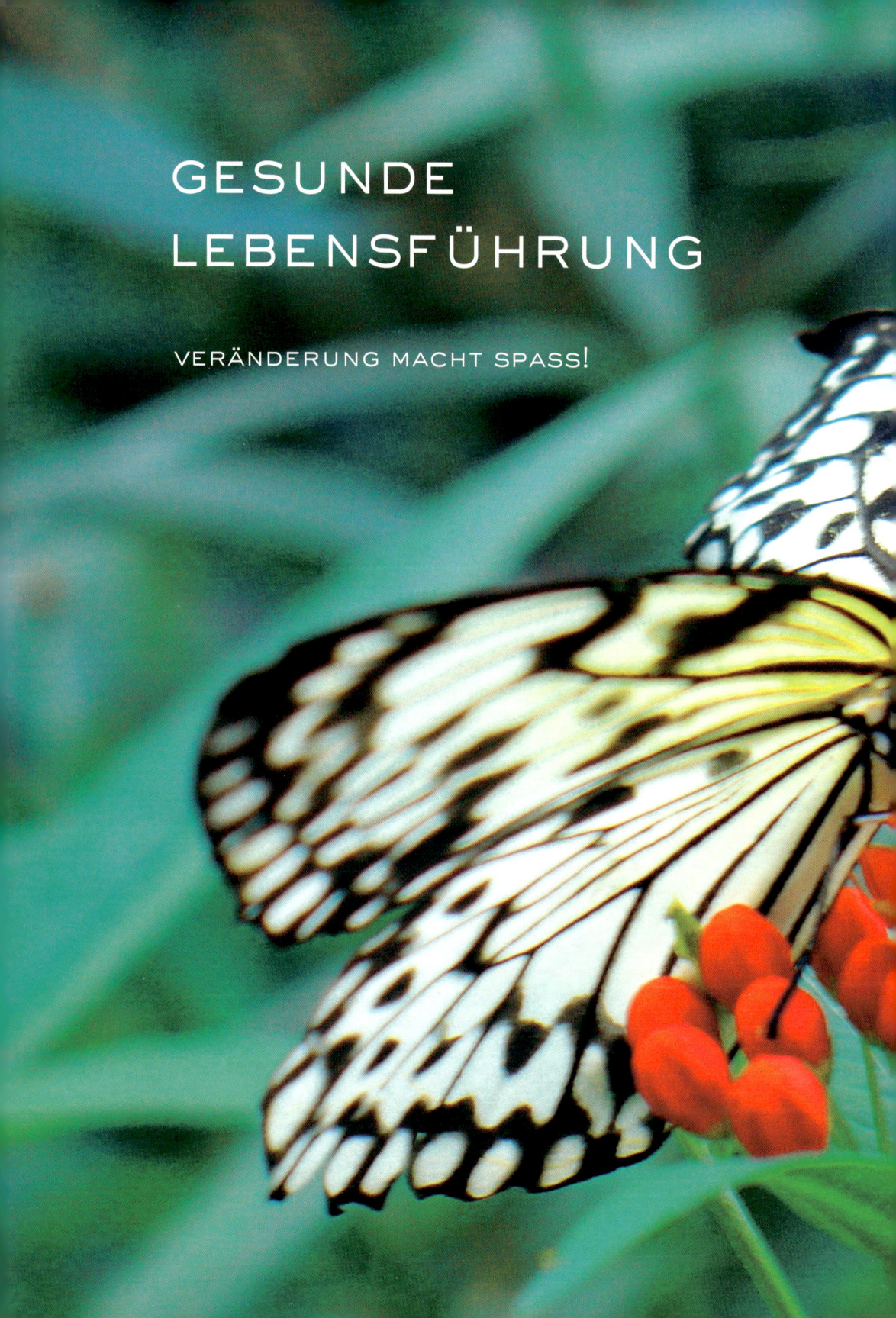

GESUNDE LEBENSFÜHRUNG

VERÄNDERUNG MACHT SPASS!

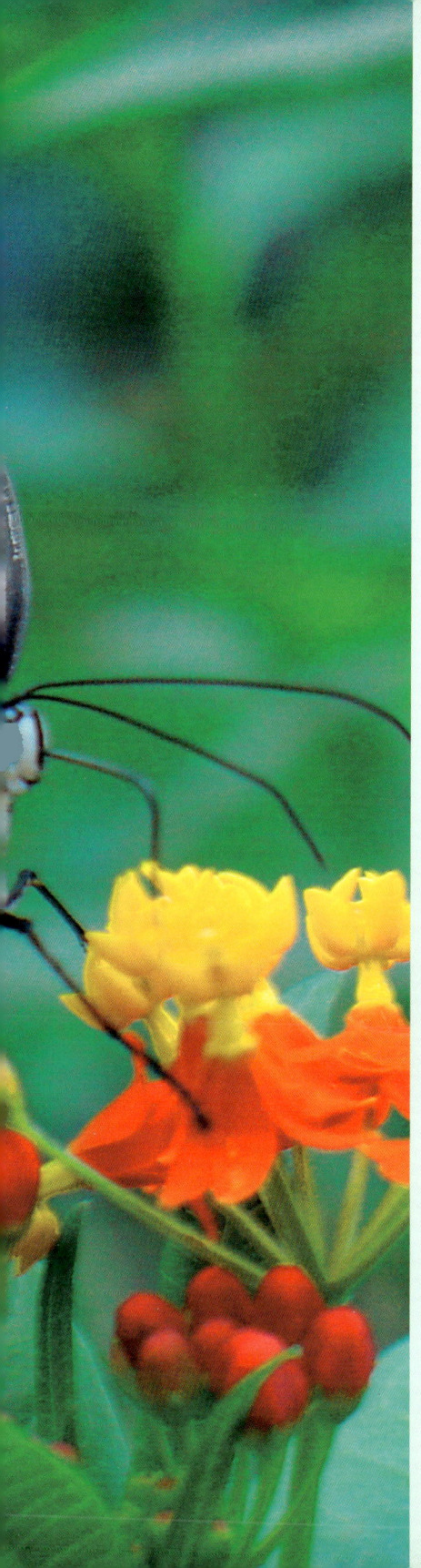

**Ein neuer Lebensstil -
Die Ordnungstherapie**

Gönnen Sie sich einen neuen Lebensstil (Ordnungstherapie).
„Herr Doktor, was heißt den Ordnungstherapie? Meine Laborwerte sind doch jetzt alle in Ordnung", fragt der Patient, wenn wir über die Zeit nach dem Fasten sprechen wollen.
Der Begriff „Ordnung" leitet sich von dem lateinischen Wort „ordo" ab. Der katholische Pfarrer Sebastian Kneipp (1821 - 1897) bezog die Lebensordnung in sein Therapieschema ein. Auf die Kneipp-Ärzte gehen die fünf Säulen der klassischen Naturheilverfahren zurück:

Hydrotherapie
(Behandlung mit Wasser)
Ernährungstherapie
Bewegungstherapie
Phytotherapie
(Behandlung mit Heilpflanzen)
Ordnungstherapie

Die Ordnungstherapie ist keine Säule, die gleichwertig neben diesen Therapien steht, sondern sie ist der Boden, auf dem diese Therapien erst wirken können und die Selbstheilungskräfte aktiviert werden.

**Ordnungstherapie heißt, die Menschen mit den Gesetzen der Schöpfung vertraut machen, und das betrifft viele Bereiche.
Ordnungstherapie heißt auch, Menschen zu ermuntern, in sich hineinzuhorchen und hineinzuspüren, damit sie sich ihrer wahren Lebensaufgabe bewusst werden.**

Es folgen nun einzelne Aspekte der Ordnungstherapie, neue Ergebnisse aus der Hirnforschung, sowie praktische Anregungen für die Gesundung und Gesunderhaltung.

Biologische Rhythmen

Allen Lebewesen sind biologische Rhythmen eigen. Wir unterscheiden z. B. stündliche, tägliche (circadiane), sowie monatliche und jahreszeitliche Rhythmen.

Diese inneren Uhren werden durch die Außenwelt synchronisiert. Der wichtigste Faktor ist dabei das Licht. Durch Lichteinfluss lässt sich zum Beispiel die menschliche Hauptuhr innerhalb von drei Tagen auf jede andere Phasenlage umstellen. Lebende Organismen sind schwingende Systeme, die dann am besten funktionieren, wenn sie sich in Resonanz, also im Gleichklang mit ihrer wiederum durch Rhythmen charakterisierten Umwelt befinden. Rhythmische Vorgänge im Körper sind zum Beispiel der Herzschlag (100.000 mal pro Tag) und die Atmung (25.000 mal pro Tag) etc.

In Bunkerschlaflabors untersuchte man den natürlichen Schlaf-Biorhythmus des Menschen. Es zeigte sich, frei gewählt, bevorzugt der Mensch einen zweigeteilten Schlaf, einen großen in der subjektiven Nacht, einen kleinen am subjektiven frühen Nachmittag. In dieser Mittagssenke werden die meisten Menschen von einem geistigen und körperlichen Leistungstief übermannt. Alle messbaren Werte sinken auf den tiefsten Stand:

Konzentrationsvermögen, Reaktionsgeschwindigkeit, Leistungsfähigkeit, Stimmungslage.

Durch zahlreiche Untersuchungen wurde bestätigt, dass ein Kurzschlaf von zehn bis fünfzehn Minuten die geistige Leistungsfähigkeit und Gemütsverfassung wieder regenerieren kann. Sogar eine signifikant höhere Lebenserwartung wurde bei Menschen ermittelt, die regelmäßig einen solchen Kurzschlaf durchführen. Der Schlafmediziner Hecht konnte auch den Beweis erbringen, dass der Minischlaf das Ergebnis am Arbeitsplatz erhöht. Jeder kann den Minischlaf erlernen:

Minischlaf - Power nap

- 4 - 6 Stunden davor keine koffein- oder alkoholhaltigen Getränke
- Den Platz der Entspannung vorbereiten (Liegen oder Sitzen)
- Keine einengende Kleidung tragen (Krawatten oder Gürtel lockern)
- Störfaktoren und Lärmquellen ausschließen (Handy)
- Den Wecker stellen, zum Beispiel 15 Minuten
- Ein natürliches „Schlaffenster" ausnützen (alle zwei Stunden wechseln Phasen von Aktivität und Müdigkeit)
- Gleichmäßig atmen, Augen schließen
- Nach dem Schlaf sofort aufstehen und Streck- und Dehnungsübungen durchführen

Fünfzehn Minuten Minischlaf am Tag sind so wertvoll wie zwei bis vier Stunden Nachtschlaf und belohnt Sie mit circa sechs Stunden Regeneration.

Lebensraum

Auch der Lebensraum spielt eine Rolle: Wie ist die Wohnsituation (an einer stark befahrenen Straße, schlecht belüftet, belastet von Schimmelpilzen oder Ausdünstungen von Möbeln und Teppichen?). Gelingt es Ihnen, sich von unnützen Dingen zu trennen?

Licht und Luft

Licht und Luft haben großen Einfluss. Wir brauchen die Sonne zum Beispiel zur Vitamin D-Bildung in der Haut, für eine gute Abwehr und für unsere Psyche. Wir brauchen die frische Luft zur Kräftigung und Abhärtung unserer Lunge.
Die WHO hat Bewegungsmangel in den zivilisierten Ländern an die erste Stelle der Krankheitsursachen gestellt, noch vor das Rauchen.
Natürlich ist es am besten, wenn wir uns an der frischen Luft bewegen.

DIE SEELE EINER JEDEN ORDNUNG
IST EIN GROSSER PAPIERKORB.
TUCHOLSKY

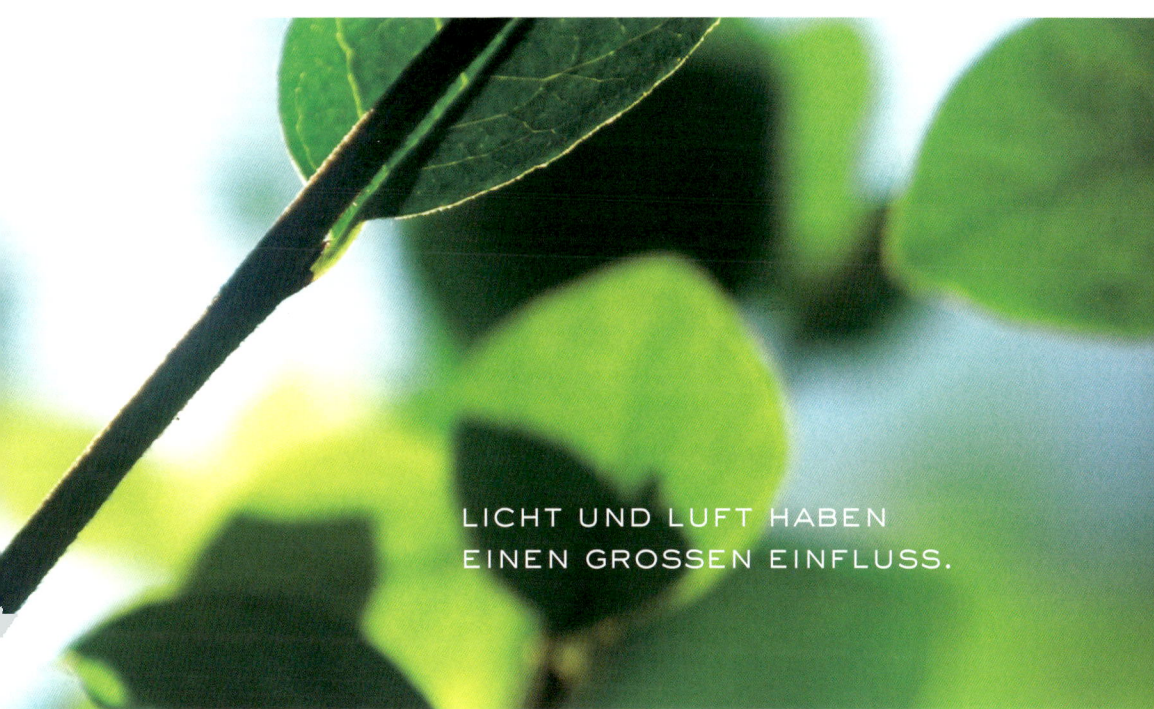

LICHT UND LUFT HABEN
EINEN GROSSEN EINFLUSS.

Ausdauer-Bewegungstraining

Regelmäßiges körperliches Ausdauer-Bewegungstraining verbessert

- die Herztätigkeit (Ruhe- und Belastungspuls, Blutdruck)
- den Muskelstoffwechsel
- den Zuckerstoffwechsel (Insulinresistenz sinkt)
- das Gerinnungssystem
- die Atmung
- den Knochenstoffwechsel (beugt Osteoporose vor)
- den Fettstoffwechsel (HDL, LDL)
- die körperliche Abwehr
- die Stimmungslage

Optimales Ausdauer-Bewegungstraining soll etwa drei Stunden pro Woche betragen. Günstig sind Einzeleinheiten von mindestens dreißig Minuten. Geeignet sind zum Beispiel Laufen, Gehen, Walking, Nordic Walking, Radfahren, Schwimmen, Skilanglauf, Bergwandern. Dabei soll keine Atemnot auftreten, man soll sich noch gut unterhalten können.

„Viele glauben, wenn sie von Zeit zu Zeit oder auch ganz regelmäßig ihren Spaziergang machen, dann hätten sie für die Erhaltung und Vermehrung der Körperkräfte ihre Schuldigkeit getan. Aber ich behaupte, es reicht dieses durchaus nicht hin. Als Beispiel, wenn ich im Mai, wo es viele Maikäfer gab, in den Garten kam und auf den Bäumen eine Menge sah, habe ich diese Bäume so stark geschüttelt, dass die Käfer sämtlich auf den Boden gefallen sind. Dadurch verminderte ich die Verwüstung, welche dieselben angerichtet hätten. Hätte ich aber die jungen Bäume ausheben können und hätte sie spazierend im Garten umhergetragen, hätten die Maikäfer ihr Unwesen fortsetzen können. So ist es mit dem menschlichen Körper, indem sich alle möglichen Stoffe festsetzen können. Diese vermag ein Spaziergang nicht zu beseitigen." Sebastian Kneipp

Ernährung

„Es sollten nicht so viele Gewürze, keine Schleckereien verwendet werden." Sebastian Kneipp

Kneipp empfahl Kleiebrot zur besseren Verdauung. Gemüse sollte möglichst roh genossen werden. Und über das Mehl schreibt er:

„Man macht viel Rühmens von dem Auszugsmehl oder Kunstmehl, man kann aber sagen, es ist das meiste und beste an wahrer Kraft herausgekünstelt, und nur armseliger Nährstoff ist im feinsten Mehle übrig geblieben." Sebastian Kneipp

Im Zuge der Industrialisierung während der letzten zweihundert Jahre wurden Nahrungsmittel zunehmend konzentriert, denaturiert, konserviert und mit unbiologischen Zusatzstoffen versetzt. In dieser entwicklungsgeschichtlich sehr kurzen Zeit war der menschliche Körper nicht in der Lage, sich auf die veränderte Kost- und Lebensweise ausreichend einzustellen. Das Verdienst der Reformbewegung im letzten Jahrhundert war es, diese Problematik aufzuzeigen.

Der Schweizer Arzt Max Bircher-Benner (1867 - 1939), Wegbereiter für die naturgemäße Heil- und Lebensweise, betonte den Wert der Rohkost als „lebende Nahrung".

„Lasst unsere Nahrung so natürlich wie möglich", forderte Werner Kollath (1892 - 1970) Dieser geniale, weil eingängige und leicht zu merkende Satz, beinhaltet den reichen Schatz der heute gültigen Erkenntnisse über gesunde Ernährung. Zu den „Mikronährstoffen" gehören Vitamine, empfindliche Strukturen, die durch Einwirkung von Licht, Hitze und Luftsauerstoff in unterschiedlichem Ausmaß zerstört werden. Aufgrund der geringen Stabilität der Vitamine verursachen

Lagerung und Zubereitung der Speisen oft erhebliche Verluste.

Beim Lagern von Gemüse, Kartoffeln und Obst bauen Enzyme die Vitamine ab. Diese Abbauvorgänge können durch Tiefgefrieren stark verlangsamt werden. Deshalb kann Tiefkühlkost vitaminreicher sein als in den Auslagen lange lagerndes „Frisch"-Gemüse oder „Frisch"-Obst.

So naturbelassen wie nur möglich heißt also nicht alles roh - Bohnen enthalten zum Beispiel schädliche Hämagglutinine, die erst durch Hitze zerstört werden - aber durch jeden Verarbeitungsschritt werden Vitamine und andere wichtige Inhaltsstoffe zerstört.

Gerade pflanzliche Kost enthält neben Nährstoffen wie Fett, Eiweiß und Kohlehydraten auch viele andere Substanzen, die so genannten sekundären Pflanzenstoffe.

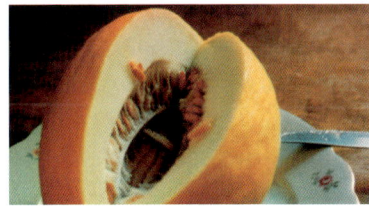 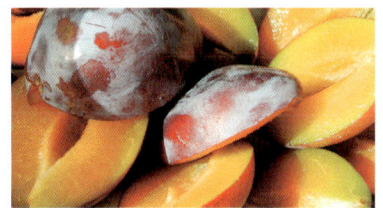 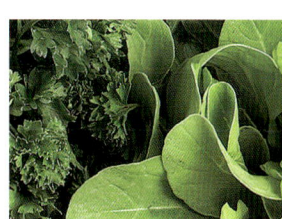

LASST UNSERE NAHRUNG SO NATÜRLICH WIE MÖGLICH!
WERNER KOLLATH (1892 - 1970)

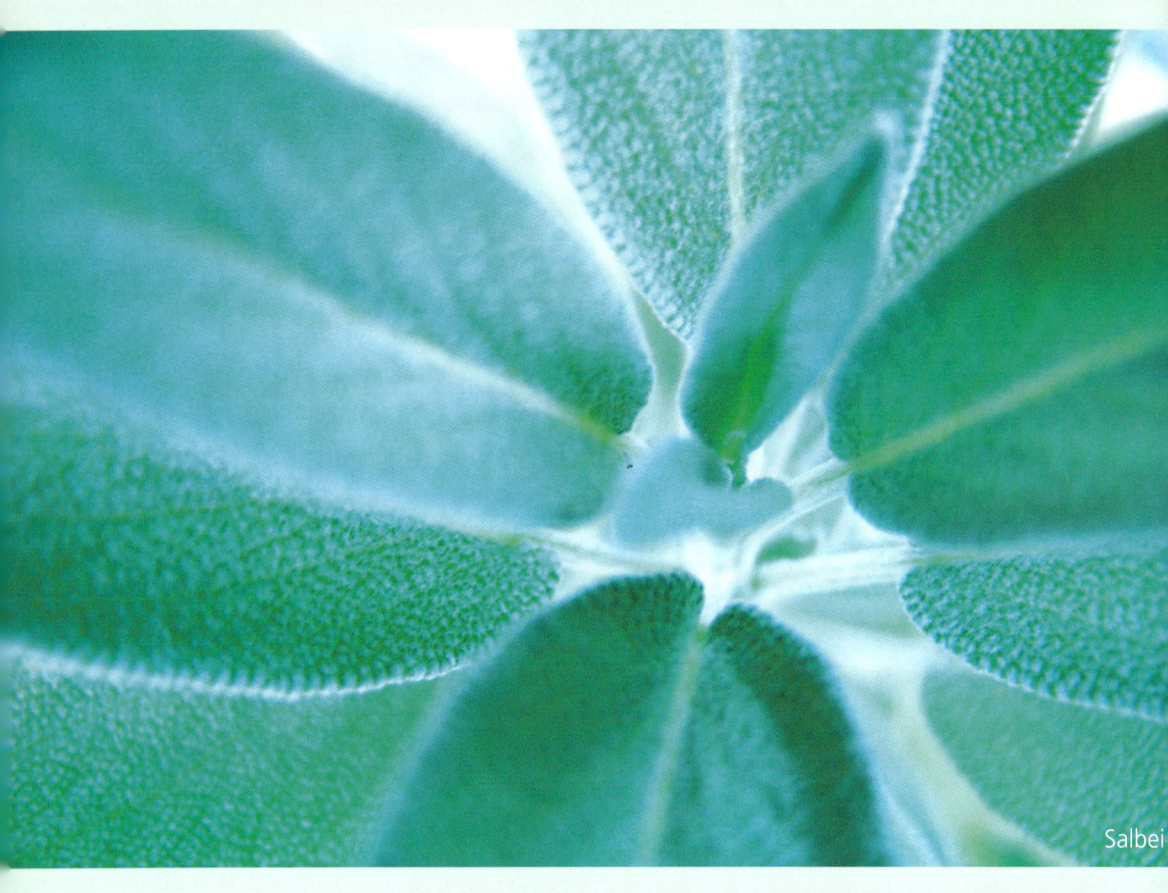
Salbei

Sekundäre Pflanzenstoffe

Die wenig glückliche deutsche Bezeichnung „sekundär" signalisiert zu Unrecht eine untergeordnete Bedeutung der vielen, zum Teil noch nicht erforschten Substanzen, die keine Energieträger sind.

Sie werden von der Pflanze zum Beispiel als Abwehrstoffe gegen Schädlinge, Krankheiten, als Wachstumsregulatoren und als Farbstoffe gebildet. Mit einer gemischten Kost nimmt man täglich etwa 1,5 g sekundäre Pflanzenstoffe auf, die aus circa 5.000 bis 10.000 verschiedenen Substanzen bestehen. Als Duft- und Geschmacksstoffe beeinflussen sie unsere Nahrungsauswahl.

Eine wesentlich größere Bedeutung haben ihre gesundheitsfördernden Wirkungen. Zu den sekundären Pflanzenstoffen gehören zum Beispiel die Wirkstoffe der Heilpflanzen, die seit langem in der Pflanzenmedizin (Phytotherapie) Verwendung finden. Aber auch über die tägliche Nahrungsaufnahme entfalten die sekundären Pflanzenstoffe ihre heilende und schützende Wirkung.

• **Sie unterdrücken das Wachstum von Bakterien und Viren**
(antimikrobielle Wirkung). Das Allicin im Knoblauch hemmt zum Beispiel noch in einer Verdünnung von 1 : 125000 das Wachstum von Bakterien. Antimikrobiell wirken auch die Senföle der Kapuzinerkresse und des Meerrettichs.

• **Sie verhindern die Entstehung von Krebserkrankungen**
Die Betakarotine aus Möhren, Brokkoli und Grünkohl, die Indole der verschiedenen Kohlarten, die Monoterpene der Zitrusfrüchte und das Carvon des Kümmels schützen die Körperzellen vor der Entartung.

• **Sie wirken entzündungshemmend**
Bekannt dafür sind zum Beispiel die Thiosulfinate der Zwiebel.

• **Sie wirken gerinnungshemmend**
Das Allicin des Knoblauchs verringert zum Beispiel das Zusammenlagern der Blutblättchen und damit das Risiko einer Thrombose.
Weitere gerinnungshemmende Substanzen sind das Adenosin der Honigmelone und der Chinamorchel Mu-Err sowie das Gingerol des Ingwers.

• **Sie wirken cholesterinsenkend**
und tragen so dazu bei, die Blutfettwerte zu normalisieren. Als Beispiele lassen sich die Phytosterine aus Weizenkeimöl, Sesamöl und Sojaöl sowie die Saponine aus Bohnen und Kichererbsen nennen.

• **Sie fangen aggressive freie Radikale ab,**
bevor diese Körperstrukturen schädigen (antioxitative Wirkung). Bekannt dafür sind zum Beispiel die Flavonoide aus allen roten und gelben Früchten und Gemüsen.

• **Sie fördern die Verdauung**
Bitterstoffe aus Chiccorée, Artischocken oder Radicchio stimulieren zum Beispiel die Abgabe von Verdauungssekreten aus der Galle.

Die ätherischen Öle aus Fenchel, Kümmel und Anis werden seit langem wegen ihrer entblähenden Wirkung geschätzt. Die sekundären Pflanzenstoffe liegen in der Nahrung immer als ein komplexes Gemisch verschiedener bioaktiver Substanzen vor, die sich in ihrer Wirkung unterstützen und ergänzen.

Da die meisten sekundären Pflanzenstoffe gegenüber Hitze und Verarbeitungseinflüssen empfindlich sind, gibt es die Empfehlung, möglichst die Hälfte der täglichen Nahrung in Form von unbehandelter Frischkost aufzunehmen. Denken Sie dabei an Salate, Rohkost und vor allem an frisches Obst und Gemüse für den Hunger zwischendurch, den man normalerweise gerne mit stark verarbeiteten „Kalorienbomben" stillt.
Gemüse und Obst aus biologischem Anbau enthält bis zu 20% mehr wertvolle sekundäre Pflanzenstoffe, denn diese Pflanzen müssen sich ohne Schutz durch Pestizide mehr gegen eine feindliche Umwelt wehren.

Eine abwechslungsreiche Ernährung mit hohem Pflanzenanteil erhöht die Chance, von allen günstigen Einflüssen zu profitieren.

Ernährungsempfehlungen für die Lebensmittelauswahl (nach MÄNNLE u.a. 2000)

Wertstufen	1 Sehr gut	2 Gut
Verarbeitungsgrad	Nicht / gering verarbeitete Lebensmittel (unerhitzt)	Mäßig verarbeitete Lebensmittel (vor allem erhitzt)
Mengenempfehlung	Etwa die Hälfte der Nahrungsmenge	Etwa die Hälfte der Nahrungsmenge
Gemüse / Obst	Frischgemüse, milchsaure Gemüse (z.B. Frischkost-Sauerkraut), Frischobst	Erhitztes Gemüse (auch milchsaures), erhitztes Obst, Tiefkühlgemüse und -obst
Getreide	Gekeimtes Getreide, Vollkornschrot, (z.B. Frischkornmüsli), frisch gequetschte Flocken	Vollkornprodukte (z.B. Vollkornbrot, -nudeln, -flocken, -feinbackwaren), Vollkorngerichte
Kartoffeln		Gekochte Kartoffeln (möglichst Pellkartoffeln)
Hülsenfrüchte		Gekeimte, blanchierte Hülsenfrüchte, erhitzte Hülsenfrüchte
Nüsse / Fette / Öle	Nüsse, Mandeln, Ölsamen (z.B. Sonnenblumensamenkerne, Sesam), Ölfrüchte (z.B. Oliven)	Geröstete Nüsse, Nussmuse, native, kaltgepresste Öle, ungehärtete pflanzliche Margarinen mit hohem Anteil an nativen, kaltgepressten Ölen, Butter
Milch / Milchprodukte	Vorzugsmilch	Pasteurisierte Vollmilch Milchprodukte (ohne Zutaten) Käse (ohne Zusatzstoffe)
Fleisch / Fisch / Eier		Fleisch (bis 2 / Woche) Fisch (bis 1 / Woche) Eier (bis 2 St. / Woche)
Getränke	Ungechlortes Trinkwasser Kontrolliertes Quellwasser Natürliches Mineralwasser	Kräuter-, Früchtetees, verdünnte Fruchtsäfte, verdünnte Gemüsesäfte Getreidekaffee
Gewürze / Kräuter / Salz	Ganze oder frisch gemahlene Gewürze, frische Kräuter	Gemahlende Gewürze, getrocknete Kräuter, jodiertes Meer- und Kochsalz
Süßungsmittel	Frisches, süßes Obst	Honig (nicht wärmegeschädigt, verdünnt) Trockenobst (ungeschwefelt eingeweicht)

3 Weniger gut	4 Nicht empfehlenswert
Stark verarbeitete Lebensmittel (vor allem konserviert)	**Übertrieben verarbeitete Lebensmittel, Isolate, Präparate**
Nur selten verzehren	**Möglichst meiden**
Gemüsekonserven (z.B. Tomaten in Dosen), Obstkonserven (z.B. Kirschen in Gläsern)	Nahrungsergänzungsmittel (z.B. Vitamin-, Mineralstoff-, Ballaststoffpräparate), Tiefkühlgerichte
Nicht-Vollkornprodukte (z.B. Weißbrot, Graubrot, weiße Nudeln, Cornflakes, Auszugsmehl, Feinbackwaren, geschälter Reis	Getreidestärke (z.B. Maisstärke)
Fertigprodukte (z.B. Püree-, Knödelmischung, Chips), Pommes Frites	Kartoffelstärke
Sojamilch, Tofu, Fertigprodukte (z.B. Bratlingsmischung)	„Sojafleisch", Sojaprotein, Sojalezithin
Gesalzene Nüsse, extrahierte, raffinierte Fette und Öle, ungehärtete Pflanzenmargarinen, Kokosfett, Butterschmalz	Nuss (Nougat)-Creme, Gehärtete Fette (z.B. die meisten Margarinen, Frittierfette), Fett-Ersatzstoffe
H-Milchprodukte, Milchprodukte (mit Zutaten), Käse mit Zusatzstoffen	Sterilmilch, Kondensmilch, Milchpulver, Milchzucker, Milch-, Molkeprotein, Milch- und Käse-Imitate, Schmelzkäse
Fleischwaren, -konserven, Wurstwaren, -konserven, Fischwaren, -konserven	Innereien, Ei-Pulver, Flüssig-Ei
Tafelwasser, Fruchtnektare, Kakao, Bohnenkaffee, Schwarzer Tee, Bier, Wein	Limonaden, Cola- und Fruchtsaftgetränke, Instantgetränke (z.B. Tee, Kakao), Sportlergetränke, Energy-Drinks, Spirituosen
Kräutersalz, Meersalz, Kochsalz	Aromastoffe (natürliche, naturidentische, künstliche), Geschmacksverstärker (Glutamat)
Honig (wärmegeschädigt), Trockenobst (geschwefelt), Dicksäfte (z.B. aus Äpfeln, Agaven), Sirup (z.B. aus Ahorn, Zuckerrüben), Vollrübenzucker, Vollrohrzucker	Süßwaren, Süßigkeiten, isolierter Zucker (z.B. Haushalts- und brauner Zucker), Zuckeraustauschstoffe (z.B. Sorbit), Süßstoffe

Ballaststoffe

Als Ballaststoffe werden die pflanzlichen Bestandteile bezeichnet, die von unseren Verdauungsenzymen nicht abgebaut werden und somit unverändert den Darm passieren.
Aus diesem Grund wurden sie lange Zeit geringschätzig als überflüssig, als „Ballast" unterbewertet. Mittlerweile weiß man aber, dass sie eine Fülle wertvoller Dienste im Verdauungssystem erfüllen.

• **Im Mund führen sie zu einem längeren und intensiveren Kauvorgang,**
was einen ausgeprägten Speichelfluss zur Folge hat. Die vermehrte Entstehung von Speichel schützt den Zahnschmelz, sorgt für eine bessere Vorverdauung im Mund und bewirkt, dass man sich früher gesättigt fühlt.

• **In Gegenwart von Ballaststoffen werden Kohlehydrate langsamer aufgespalten und als Zucker ins Blut überführt**
Es kommt zum allmählichen und damit nicht so hohen Blutzuckeranstieg, wovon vor allem Diabetiker profitieren.

• **Ballaststoffe vermögen Wasser aufzunehmen und zu quellen**
Das vermehrte Volumen dehnt den Darm und regt dadurch die Ringmuskulatur zu größerer Aktivität an. Dies wirkt der Verstopfung entgegen.

• **Ballaststoffe binden Gallensäuren, die so mit dem Stuhl ausgeschieden werden**
Normalerweise werden nicht verbrauchte Gallensäuren durch die Darmwand wieder aufgenommen, weil sie für die Fettverdauung wichtig sind. Fehlen sie nun, müssen sie aus Cholesterin nachgebildet werden - so kann indirekt der Cholesterinspiegel gesenkt werden. Als besonders wirkungsvoll hat sich dafür der wasserlösliche Ballaststoff Haferkleie herausgestellt.

• **Ballaststoffe dienen als „Futter" für die Darmbakterien,**
die kleinen Helfer, die unser Verdauungssystem unterstützen, unsere Abwehr stärken und wertvolle Stoffe wie zum Beispiel Vitamin K produzieren. Beim Abbau der Ballaststoffe entstehen kurzkettige Fettsäuren, die auf der Darmoberfläche ein saures Milieu erzeugen. Unerwünschte Fäulnisbakterien werden dadurch verdrängt.

• **Sie binden Schadstoffe,**
darunter auch krebserzeugende Substanzen (Kanzerogene). Beim Aufquellen wird die Konzentration dieser Stoffe im Verdauungsbrei erniedrigt und durch die schnellere Darmpassage die Kontaktzeit mit der Schleimhaut verkürzt. Somit tragen die Ballaststoffe dazu bei, einer Krebsentstehung entgegenzuwirken.

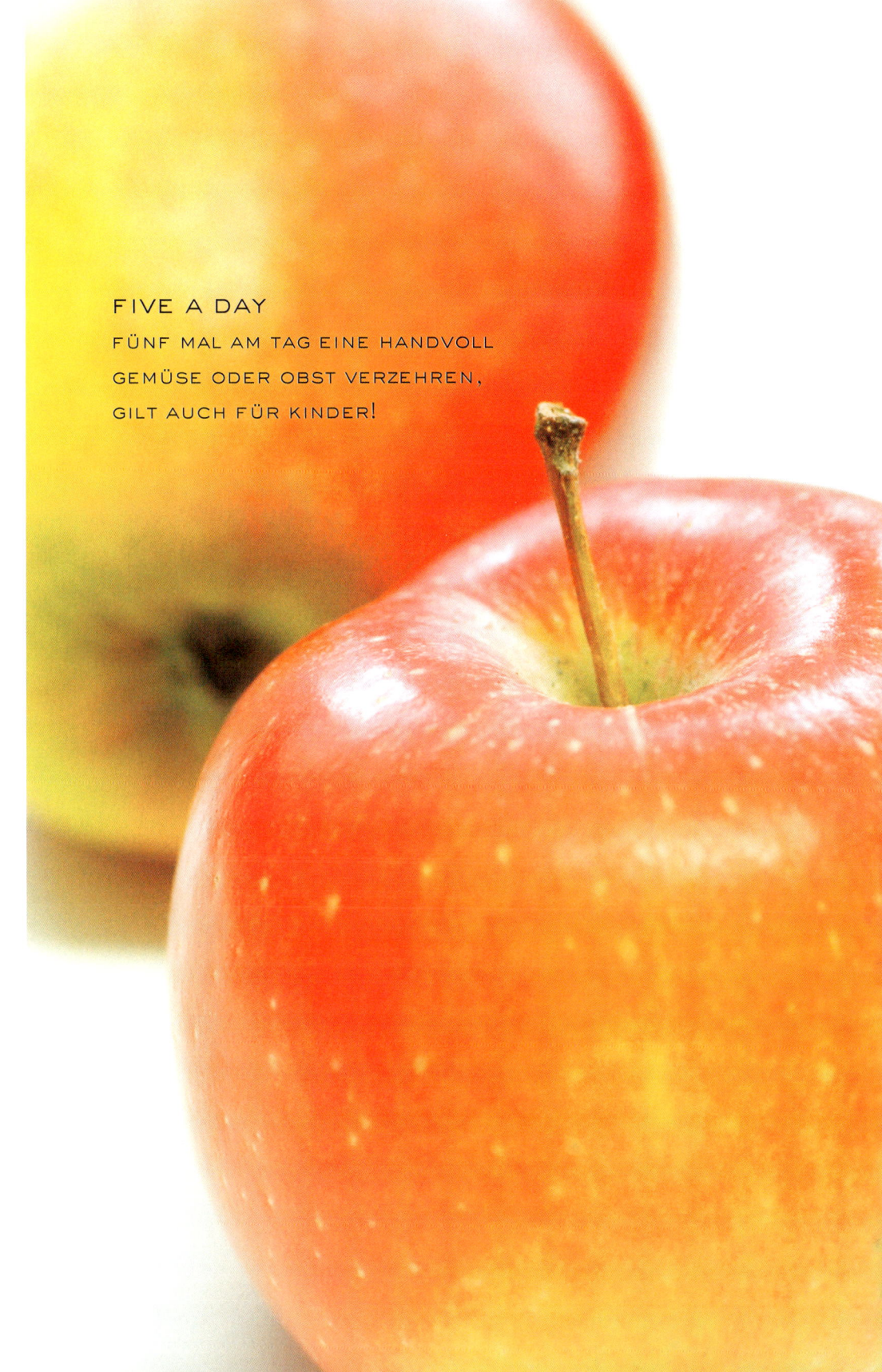

FIVE A DAY
FÜNF MAL AM TAG EINE HANDVOLL
GEMÜSE ODER OBST VERZEHREN,
GILT AUCH FÜR KINDER!

Eine vielseitige, überwiegend pflanzliche Ernährung kann sicherstellen, dass immer eine gute Mischung verschiedener Ballaststoffe aufgenommen wird.

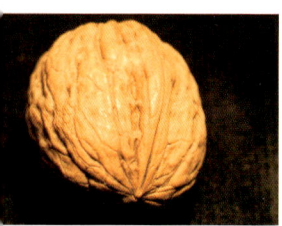

Die Ballaststoffe sind in den einzelnen Lebensmitteln unterschiedlich zusammengesetzt und haben unterschiedliche Wirkungen. Gereinigte Kohlenhydrate wie Weiß-mehl und Industriezucker enthalten fast gar keine Ballaststoffe mehr und sollten deshalb gemieden werden.

Was Sie über Fett wissen sollten

Fett ist das energiereichste Nahrungsmittel, das uns zur Verfügung steht. Die Verbrennung von einem Gramm Fett im Körper setzt 9,3 Kilokalorien (kcal) nutzbarer Energie frei. Zum Vergleich: Aus einem Gramm Kohlenhydrate kann der Körper 4,1 kcal Energie für den Stoffwechsel gewinnen, aus einem Gramm Eiweiß 4,2 kcal.

Die deutsche Bevölkerung ernährt sich im Durchschnitt nach wie vor zu fettreich mit den Folgen Übergewicht, Fettstoffwechselstörungen, Herz-Kreislauf-Beschwerden, sowie einer höheren Wahrscheinlichkeit von Krebserkrankungen.

Viel wichtiger als die Fettreduktion ist aber die richtige Auswahl der Fette: Pflanzliche Öle sind zu bevorzugen, besonders Leinöl, Rapsöl, Olivenöl, sowie Nüsse, weil sie das Verhältnis von Omega 3- zu Omega 6-Fettsäuren günstig beeinflussen. Dies ist für die Regulation der Blutgerinnung, der Immunabwehr und für die Abwehr von Entzün-

---

Definition der Vollwerternährung (Leitzmann u.a. 2003)

• Vollwert-Ernährung ist eine überwiegend pflanzliche (lakto-vegetabile) Ernährungsweise, bei der gering verarbeitete Lebensmittel bevorzugt werden. Gesundheitlich wertvolle, frische Lebensmittel werden zu genussvollen und bekömmlichen Speisen zubereitet.

• Die hauptsächlich verwendeten Lebensmittel sind Gemüse und Obst, Vollkornprodukte, Kartoffeln, Hülsenfrüchte, sowie Milch und Milchprodukte, daneben können auch geringe Mengen an Fleisch, Fisch und Eiern enthalten sein.

• Ein reichlicher Verzehr von unerhitzter Frischkost wird empfohlen, etwa die Hälfte der Nahrungsmenge.

• Zusätzlich zur Gesundheitsverträglichkeit der Ernährung werden im Sinne der Nachhaltigkeit auch die Umwelt-, Wirtschafts- und Sozialverträglichkeit des Ernährungssystems berücksichtigt. Das bedeutet unter anderem, dass Erzeugnisse aus ökologischer Landwirtschaft, sowie regionale und saisonale Produkte verwendet werden.

• Weiterhin wird auf umweltverträglich verpackte Erzeugnisse geachtet.

• Außerdem werden Lebensmittel aus fairem Handel mit sogenannten Entwicklungsländern verwendet.

• Mit Vollwerternährung sollen gute Lebensqualität, besonders Gesundheit, Schonung der Umwelt, faire Wirtschaftsbeziehungen und soziale Gerechtigkeit weltweit gefördert werden.

dungsprozessen wichtig.

Zucker-Eiweiß-Verbindungen

Eine entscheidende Rolle bezüglich Lebensdauer und Arteriosklerose scheinen auch den Zucker-Eiweiß-Verbindungen zuzukommen, den so genannten „Advanced Glycation Endproducts", abgekürzt AGEs, das sind Verbindungen aus Zucker und Eiweiß in langen Ketten, die bei der so genannten Maillard-Reaktion entstehen, der Bräunungsreaktion. Sie sind enthalten z. B. in der Haut von Hähnchen nach dem Grillen, oder in der Kruste von Brot, oder in Pommes frites und Bratkartoffeln. Gesunde scheiden 95 % der AGEs innerhalb 48 Stunden aus, Diabetiker und Nierenkranke aber nur 20 %.

Der höchste bislang in Nahrungsmitteln festgestellte Gehalt an AGEs wurde in Cola light gefunden, das deshalb gerade für Diabetiker nicht empfehlenswert ist. Vielleicht ist gerade der Abbau von diesen langen Zucker-Eiweiß-Verbindungen beim Fasten die Ursache für dessen positive Wirkungen. Das ist gerade Gegenstand von Forschungsarbeiten.

Ernährung und Immunsystem

> **Die Aufgaben unseres Abwehrsystems**
>
> - Es schützt uns vor gesundheitsschädigenden Angreifern wie Viren, Bakterien, Einzellern und Pilzen
> - Es erkennt und vernichtet bösartige Zellen (Krebszellen), die ständig in unserem Körper entstehen, z. B. durch Strahlung, Umweltgifte etc.
> - Es beseitigt körperfremde Stoffe
> - Abwehrzellen kreisen ständig im Körper und testen mit Fühlern (Rezeptoren) die Zellen unseres Körpers ab. Sie sorgen für den Abbau alter und kranker Zellen

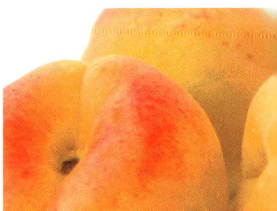

Gesunde und leistungsfähige Zellen sind davon nicht betroffen. Durch dieses Reparatursystem werden also Strukturen in unserem Körper ausgetauscht. Je älter wir werden, desto langsamer und unzuverlässiger arbeitet diese Aufräumtruppe.

60 bis 80% aller abwehrfähigen Lymphozyten liegen in und unter der Darmschleimhaut als sogenanntes darmassoziiertes Immunsystem. Dieses Abwehrsystem wird durch Fäulnis- und Gärungsprodukte, die bei der mikrobiellen Zersetzung unverdauter Nahrung entstehen, belastet und beschädigt. Darunter finden sich auch giftige und krebserregende Substanzen, die durch die Darmschleimhaut aufgenommen werden, Lymphbahnen und -knoten (unsere Abwehrstationen) belasten und teilweise über das Blut zur Entgiftung in die Leber gelangen.

Wie Professor Pirlet, emeritierter Internist und Rheumatologe der Uni Frankfurt, betont, ist die wichtigste und schwierigste Frage, die sich der Arzt zu stellen hat: Was vermag

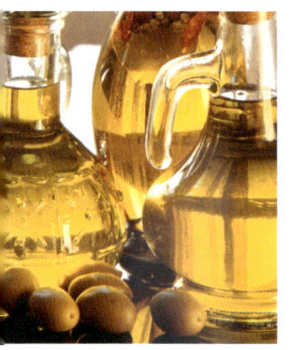

das Verdauungssystem des Konsumenten überhaupt noch zu leisten? Denn das, was der Ernährungswissenschaftler - zu Recht - fordert, eine vollwertige Ernährungsweise mit genügend Mineralstoffen, Spurenelementen und Vitaminen, genügt für die Ernährung kranker Menschen nicht. Wir leben nicht von dem was wir essen, sondern was wir richtig verdauen. Von dem Rest leben bekanntermaßen die Ärzte. Nicht umsonst heißt es „Was den Schmied stark macht, zerreißt den Schneider." Mit Schmied ist hier der von der Konstitutionslehre nach Kretschmer eher gedrungen (pyknisch) und athletisch gebaute Mensch gemeint, der erfahrungsgemäß eine ausgeprägte Verdauungsleistung erbringen kann und die gewonnene Energie auch in Arbeit verbraucht. Der „Schneider" vertritt den eher schmal gebauten, schlanken und schwächlichen Menschen (leptosom-asthenisch), den eine schwache Verdauungsleistung

kennzeichnet.

Aber noch weitere Fragen sind bei der Beurteilung der geeigneten Ernährung von Bedeutung. Haben wir es mit einem zwanzigjährigen Jüngling zu tun, einer fünfzigjährigen Familienmutter oder einem achtzigjährigen Kranken? Erfahrungsgemäß nimmt die Leistungsfähigkeit unseres Verdauungstraktes mit zunehmendem Alter ab. Bei der Befragung des Patienten sollten wir auch individuelle Lebensumstände beleuchten: Liegen psychische Belastungen vor, leidet er unter seelischen Notsituationen? Arbeitet er im Schichtdienst? Wann und wie häufig erfolgt die Nahrungsaufnahme? Wann findet die Hauptmahlzeit statt? Frühstückt er wie ein König, genießt er ein opulentes Mittagsmahl oder bevorzugt er nach getaner Arbeit abends ein üppiges Nachtessen?

Die Überlegung von Professor Pirlet sollte zu denken geben:

Eine Überlegung von Professor Pirlet

„Mein Fazit nach vielen Jahren des Fragens, des Suchens, des Nachdenkens: Durch die bakterielle Zersetzung unverdauter Nahrungsreste, durch Gärung und Fäulnis, entstehen Zellgifte und die Erbsubstanz verändernde Stoffe. Diese werden aufgenommen und führen zur funktionellen Beeinträchtigung und zur strukturellen Schädigung der Verdauungsorgane. Die Leistungsminderung der Verdauungsorgane hat wieder eine verstärkte Giftbildung zur Folge. Ein Teufelskreis! Der Gifteinstrom trifft zuerst das darmassoziierte Abwehrsystem. Fehlleistungen des Abwehrsystems sind aber an der Entwicklung vieler, vor allem chronisch verlaufender Krankheiten beteiligt. Hier bietet sich für die diätetische Therapie, wenn wir es richtig machen, ein breites Spektrum!"

Zur Ordnungstherapie gehört ganz allgemein das Beachten von Risikofaktoren, z. B. Rauchen, erhöhte Blutfettspiegel mit Erhöhung des oxydierten LDL, erhöhter Blutdruck, erhöhter Homocysteinspiegel, übermäßiger Alkoholgenuss (mehr als 20 Gramm reinen Alkohols pro Tag).

Hydrotherapie

Auch die Behandlung mit Wasser ist ein Teil der Ordnungstherapie. Kneipps Grundsatz war, durch warme Kräuterbäder die Krankheitsstoffe aufzulösen, durch Wechselbäder das Aufgelöste auszuscheiden und das so gereinigte Blut wieder in die richtige Zirkulation zu bringen. Durch Bewegung schließlich soll der geschwächte Organismus wieder gestählt werden, um gefeit zu sein gegen erneute Erkrankungen. Dieser Abhärtung dienen kalte Bäder, Güsse, Waschungen, Wassertreten, Barfußgehen in nassem Gras und Schnee.

Kneipp hat sich aber distanziert von den damals sehr lange dauernden Kaltanwendungen, z. B. halbstundendauernden Sitzbädern.
„Gerne gebe ich zu, dass manche Anwendungen und Übungen der noch primitiven Wasserkultur eher für ein stark muskeliges und stark knochiges Ross passen als für ein von Fleisch weich umkleidetes und mit zarten Nervchen besaitetes Menschengerippe."

Er schreibt auch:
„Anfängern in der Wasserkur, Blutarmen und Nervösen gönne ich

namentlich zur Winterzeit zum gewärmten Baderaum (17 - 19°) mit Freuden für den Beginn laues, abgeschrecktes Wasser zu einer jeden Anwendung. Die Fliegen locke ich ja auch mit Honig, nicht mit Salz oder Essig."

Über die Abhärtung schrieb Kneipp:
„Die Verweichlichung der heutzutage lebenden Menschen hat einen hohen Grad erreicht. Die Schwächlichen und Schwächlinge, die Blutarmen und Nervösen, die Herz- und Magenkranken bilden fast die Regel, die Kräftigen und Kerngesunden die Ausnahme. Man fühlt sehr empfindlich jeden Wechsel der Witterung, der Übergang der Jahreszeiten geht nie ohne Schnupfen und Katarrh vor sich. Selbst der zu schnelle Eintritt von der kalten Straße ins warme Zimmer bleibt nicht ungerächt. Das war doch vor fünfzig, sechzig Jahren noch ganz anders. Wohin sollen wir kommen, wenn das Hinsiechen schon anfängt, ehe das kräftige Leben noch begonnen. Es ist hohe Zeit, dass man endlich zu Einsicht komme."

Seelenordnung

Kneipp erkannte auch den Einfluss der Psyche.
„Wie viele waren hier, die nach längerem Gebrauch der Wasserkur nicht besser daran waren und bei denen die neurasthenischen Schmerzen sich an allen möglichen Stellen immer wieder fühlbar machten. Die Betreffenden konnten nicht schlafen, nicht essen, sie verfielen in Melancholie, und erst als man ihren

Die Gesundheit ist ja ein Talent, das wir erhalten haben, um es gut zu verwalten.

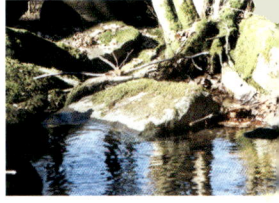

Zustand der Seele erkannte und Ordnung hinein brachte, ging es mit dem körperlichen Leiden auch besser."

Dazu gibt es spannende Ergebnisse aus der Hirnforschung. Und zwar ist das menschliche Gehirn plastisch, das heißt es kann sich auch im Erwachsenenalter noch verändern. Es sprießen neue Nervenfasern aus, bilden sich neue Verbindungsstellen zwischen Nervenzellen, die so genannten Synapsen.

Und wir haben Einfluss darauf, welche Verbindungen sich festigen. Wir haben nämlich im Kopf eigene Schaltungen für die guten Gefühle. Sie gehen vom linken Stirnhirn aus. Dabei wirken Freude und Lust Gefühlen wie Angst und Trauer entgegen, die im rechten Stirnhirn ihren Ausgang nehmen.

Die Menschen mit einem starken Übergewicht des linken Stirnhirns sind die wahren Sonntagskinder, voller Selbstvertrauen, optimistisch, oft ausgelassen. Menschen, bei denen das rechte Stirnhirn mehr aktiv ist, haben ihre negativen Emotionen weniger im Griff. Sie sind eher introvertiert, pessimistisch, misstrauisch, anfällig für Depressionen, neigen ganz allgemein zum Unglücklichsein.

Bei einem Drittel der Menschen findet man eine erhöhte Aktivität des linken Stirnhirns, bei einem Drittel des rechten, bei einem Drittel ist die Aktivität ausgeglichen.

Wie geht man nun richtig mit negativen Emotionen um? Kontrollierte Studien zeigen, dass Wutanfälle die Wut steigern und Tränen noch tiefer in die Depression hinein treiben können. Es ist durchaus möglich, die negativen Emotionen im Augenblick ihres Entstehens zu kontrollieren. Das kann geschehen, wenn man seine Gefühle zwar einen Moment bewusst wahrnimmt, sie dann aber beiseiteschiebt und einfach wieder zur Tagesordnung übergeht. Das lässt sich trainieren. Gelingt es uns nicht, in kurzer Zeit, das sind Zehntelsekunden, Angst oder Trauer als unangemessen zu erkennen, können die negativen Empfindungen ihre Eigendynamik entwickeln, wie eine Lawine ins Rollen kommt. Von der Macht der Gefühle übermannt, fällt es uns viel schwerer, uns zu beruhigen und den Blick auf die Realität zurückzugewinnen.

Wohlbefinden von Körper und Seele sind untrennbar verzahnt. Zu den sichersten Mitteln, die Stimmung zu heben, gehört Bewegung. Aktivität macht glücklicher als Nichtstun. Viele Menschen denken, jetzt habe ich Urlaub, endlich nichts tun, und werden dann von Sorgen und Ängsten übermannt. Wenn sie sich aber beschäftigen bessert sich ihre Stimmung.

Diese Steigerung des Wohlbefindens verdanken wir dem Erwartungssystem mit dem Botenstoff Dopamin. Oft wird konzentrierte Wahrnehmung von Hochgefühlen begleitet. Das Erwartungssystem stumpft aber schnell gegen angenehme Reize ab. „Vielfalt" gefällt. Wenn wir öfter wechseln, entgehen wir der Gewöhnung.

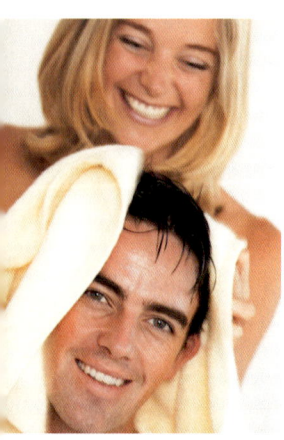

Wir haben einen natürlichen Ein-Aus-Schalter für die schlechten Gefühle, den wir mit etwas Training auch selbst betätigen können.

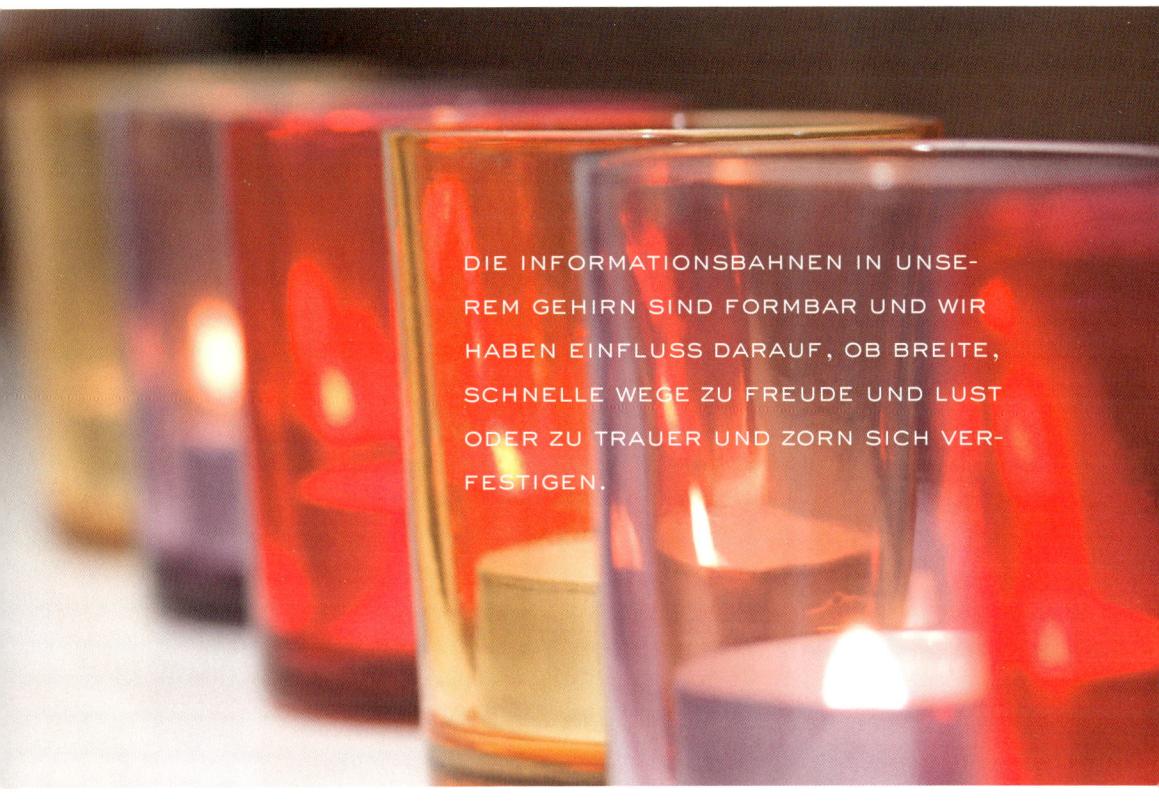

DIE INFORMATIONSBAHNEN IN UNSE-
REM GEHIRN SIND FORMBAR UND WIR
HABEN EINFLUSS DARAUF, OB BREITE,
SCHNELLE WEGE ZU FREUDE UND LUST
ODER ZU TRAUER UND ZORN SICH VER-
FESTIGEN.

Am wichtigsten für unser Wohlbe-finden ist das Verhältnis zu anderen Menschen. Es ist keineswegs über-trieben, Freundschaft und Liebe mit Glück gleichzusetzen. Die Auf-merksamkeit, die wir Menschen in unserer Nähe schenken, kommt unserer eigenen Stimmung zugute. Die Lust am Leben ist uns angebo-ren, das Kribbeln der Vorfreude, die Extase des Genusses, das warme Strömen der Sympathie. Menschen können in fast jeder Lage glücklich sein. Die Umstände bestimmen das Wohlbefinden viel weniger als wir meinen. Große Studien zeigen, Le-bensfreude ist weder eine Frage

des Alters, des Geschlechts, des In-telligenzquotienten, der Kinderzahl oder des Kontostandes.

Schon im antiken Griechenland und in vielen anderen Kulturen verstan-den die Menschen Hochgefühle als ein göttliches Geschenk. Deshalb haben Mystiker fast aller Religionen mit Techniken experimentiert, um gezielt solche Erfahrungen zu ma-chen. Die Methoden, die sie ent-deckten, beruhen auf ähnlichen Mechanismen wie die Freude, die wir beim intensiven Schauen oder bei konzentrierter Tätigkeit erleben. Meditation ist gelenkte Wahrnehmung. Wenn der Christ sich in ein Gebet versenkt, der Buddhist meditiert, richtet er die Wahrnehmung auf einen einfachen Fokus. So hält er sein Gehirn beschäftigt und hindert es, sich Alltagssorgen zuzuwenden. Das beruhigt den Geist und entspannt den Körper.

Durch Meditation

• lockern sich die Muskeln
• hat die Hirntätigkeit einen ruhigeren Rhythmus
• sinkt die Pulsfrequenz
• geht der Sauerstoffverbrauch zurück
• sinkt der Blutdruck
• zirkulieren weniger Stresshormone im Blut

Damit dürfte zusammenhängen, dass regelmäßige Meditation das Immunsystem stärken kann.

Mit Kernspinuntersuchungen konnte nachgewiesen werden, dass bei Leuten, die regelmäßig meditierten, das linke Stirnhirn deutlich aktiver war als bei nicht meditierenden Versuchspersonen, unabhängig davon, ob sie sich gerade in Entspannung befanden oder nicht. Das lässt auf eine langfristige Umprogrammierung bestimmter Hirnzellen schließen.

Bei einer Grippeimpfung hatten diejenigen, die regelmäßig meditierten, um bis zu 25 % mehr Antikörper im Blut als die Kontrollgruppe, waren also besser geschützt. Meditation hat also nachweislich positive Effekte auf das Gehirn, was gute Gefühle und das Immunsystem angeht. Es bestätigt sich also die alte Ordensregel „ora et labora" – bete und arbeite. Meditation und Beschäftigung bessern unser Lebensgefühl und unsere Gesundheit.

MEDITATION HAT POSITIVE EFFEKTE AUF GEHIRN UND IMMUNSYSTEM

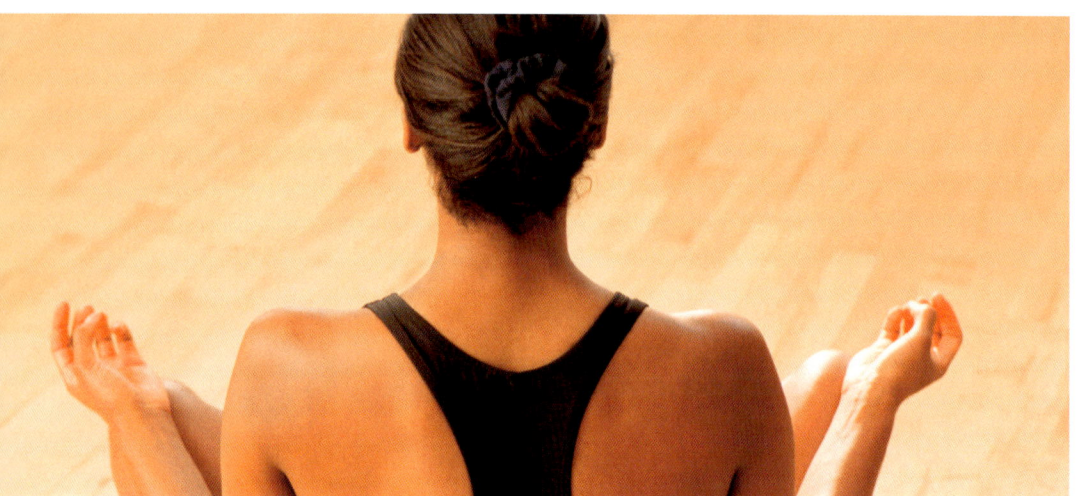

Eine wichtige Rolle für unsere Gesundheit spielt auch der Umgang mit Stress. Wir unterscheiden heute zwischen akutem Stress und chronischem Stress.

Die biologische Reaktion auf Stress ist von Person zu Person unterschiedlich. Entscheidend für die körperliche und seelische Reaktion ist nicht die „objektive Lage", sondern die subjektive Bewertung durch die Seele und das Gehirn. Dabei spielen die Großhirnrinde und das sogenannte limbische System des Gehirns, eine Art Zentrum für emotionale Intelligenz, eine Rolle. Die Bewertung hängt von Vorerfahrungen ab, die der Einzelne in ähnlichen Situationen gemacht hat. Diese sind in Nervenzellnetzwerken abgespeichert und werden vom Gehirn mit dem aktuellen Zustand verglichen. Deshalb kann eine Situation objektiv identisch sein, wegen der unterschiedlichen Lebensgeschichten wird sie aber von Person zu Person verschieden bewertet. Wissenschaftliche Studien zeigen, dass früh nach der Geburt gemachte Erfahrungen von sicherer Bindung einen Schutz beim Auftreten späterer Stresssituationen bewirken, so dass die Alarmreaktionen „im Rahmen bleiben".

Soziale Unterstützung und zwischenmenschliche Beziehungen bleiben der entscheidende Schutzfaktor gegenüber gesundheitsgefährdenden Folgen der Stressreaktionen. Das gilt sowohl für Herz-Kreislauf-Erkrankungen als auch für Krebserkrankungen.

Akuter Stress	Chronischer Stress
• Bedeutet biologisch sinnvolle Anpassung an Gefahr im Verzug	• Ist Ursache von Zivilisationskrankheiten
• Führt zu schneller Energiebereitstellung	• Führt zu Müdigkeit, Muskelschwäche, Zuckerkrankheit
• Erhöht cardiovasculären Tonus (Anspannung im Herz-Kreislauf-System)	• Führt zu Bluthochdruck
• Erhöht die geistige Leistungsfähigkeit	• Nervenzelltod, Minderung der Merkfähigkeit, Alzheimer Krankheit
• Gehemmt werden Verdauung, Wachstum, Fortpflanzung und Immunsystem	• Verstopfung, Knochenschwund, Impotenz, Infektanfälligkeit, Krebserkrankung

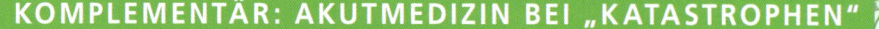

z.B. Antibiotika
Spritzen gegen Schädlingsbefall

Chirurgie
Operation

**GESUNDER MENSCH
MIT LEBENSLUST**

vis vitalis
Selbstheilungskräfte

**Orthomolekulare
Medizin**
Dünger

BASISMEDIZIN

Bewegungstherapie   Hydrotherapie

Ernährungs- und Fastentherapie   Phytotherapie

Mikrobiologische Therapie   Homöopathie

ORDNUNGSTHERAPIE

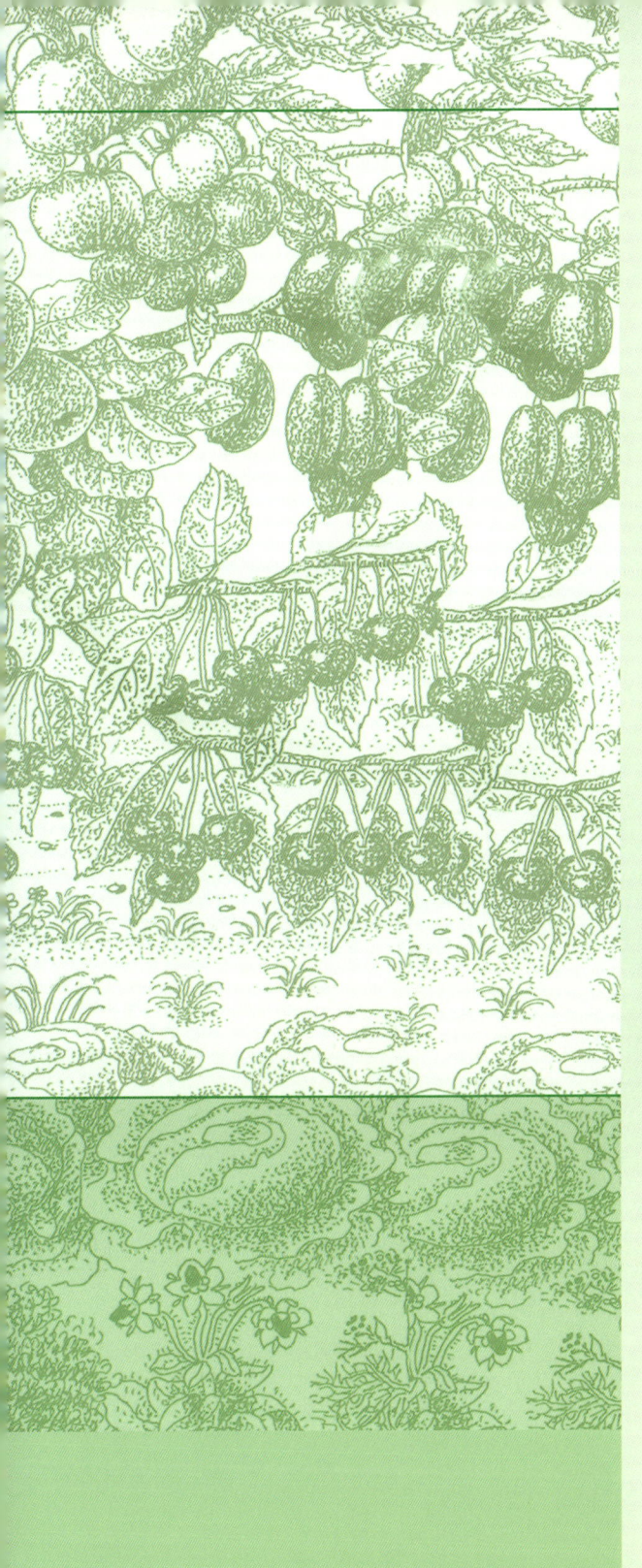

VISION EINER INTEGRATIVEN MEDIZIN

DIE ORDNUNGSTHERAPIE IST DER BODEN, AUF DEM ALLE ANDEREN THERAPIEN ERST WIRKEN KÖNNEN.

Integrative Medizin

Der Mensch erfährt eine positive Entwicklung auf dem Boden der Ordnungstherapie. Als Vorbeugung (Prävention) und Basismedizin sind die klassischen Naturheilverfahren und ergänzende Praktiken zu Pflege und Erhalt der Gesundheit ausreichend. Nur bei „Katastrophen" wie Unfall, schwerer Infektion etc. werden komplementär hochtechnische Medizin (Chirurgie, Bestrahlung) und stark wirkende Medikamente (Antibiotika, Cortison etc.) erforderlich.

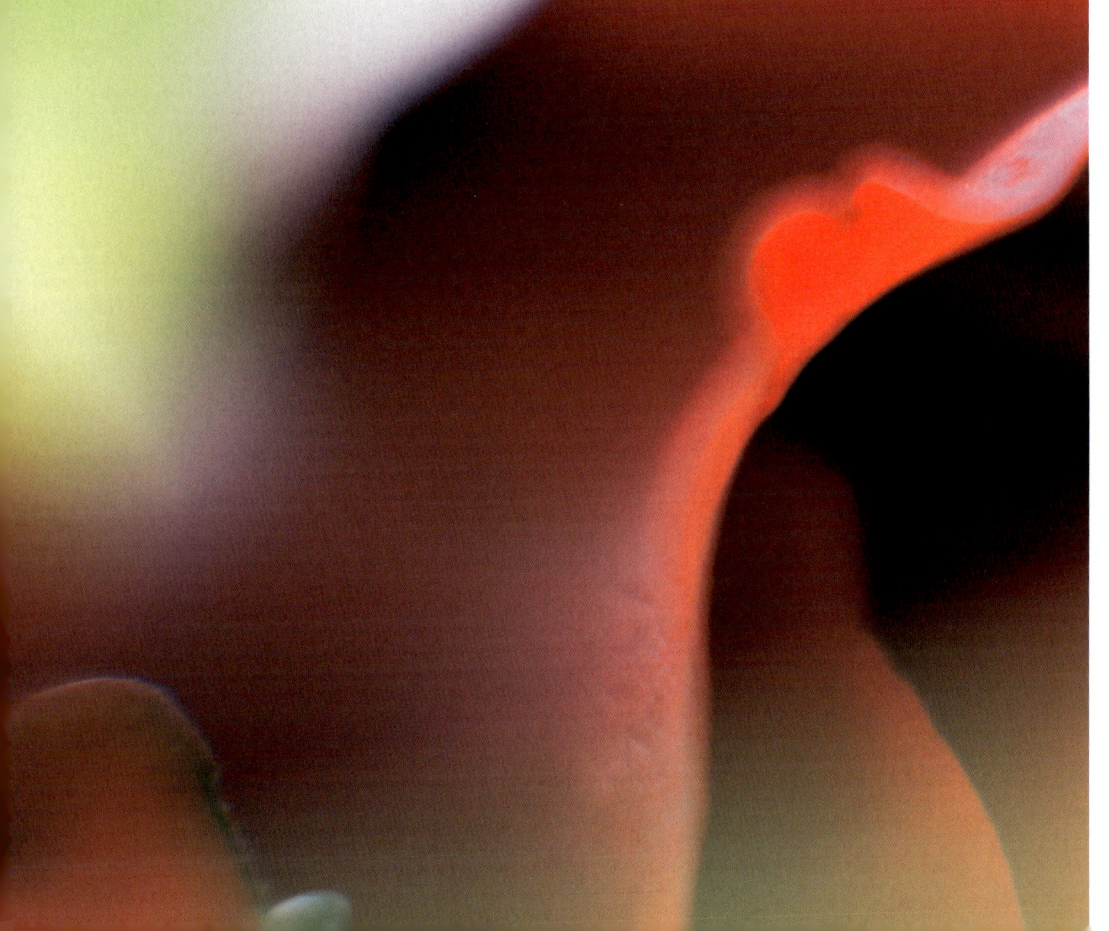

LEBE RECHT VERNÜNFTIG; SCHÄTZE ES HOCH, IM
SONNENLICHT DEIN TAGWERK VOLLBRINGEN ZU KÖN-
NEN; VERDIRB NICHT SELBST DIE GUTE LUFT, WELCHE
DU EINATMEN KANNST, UND SEI NICHT FREVELHAFT
GEGEN DEINEN KÖRPER, INDEM DU MEHR VON IHM
VERLANGST, ALS ER ZU LEISTEN VERMAG, ODER MIT
ANDEREN WORTEN: HANDLE NICHT UNVERNÜNFTIG
GEGEN DICH SELBST!

SEBASTIAN KNEIPP

Schön ist bei der kombinierten Fastentherapie zu sehen, wie der Patient sein passives Rollenverständnis und Konsumverhalten verlässt. Er ist der Akteur, und der Arzt kann vom bloßen Arzneimittelverordner zum echten Ordnungstherapeuten reifen. Wenn die Behandlung optimal verlaufen ist, kann der Patient sich selbst liebevoll annehmen und seine Lebensaufgabe erkennen, einen liebevollen Umgang mit seinen Mitmenschen pflegen und Kraft aus seiner Gottesliebe schöpfen, gemäß dem christlichen Liebesgebot: Liebe Gott, Deinen Herrn, von ganzem Herzen und Deinen Nächsten wie Dich selbst. Dies kann man mit dem Bild des römischen Brunnens verdeutlichen: Drei Schalen sind übereinander angeordnet.

Die „Ich-Schale" muss voll sein, damit der „Du-Schale" gegeben werden kann. Die dritte, die „Gott-Schale" spendet wieder die Energie für die oberste „Ich-Schale".

Der römische Brunnen

Auf steigt der Strahl, und fallend
gießt er voll der Marmorschale Rund,
die sich verschleiernd überfließt in
einer zweiten Schale Grund;
die zweite gibt, sie wird zu reich,
der dritten wallend ihre Flut.
Und jede nimmt und gibt zugleich
und strömt und ruht.

Conrad Ferdinand Meyer

Ein Wort zum Schluss

Liebe Leserin, lieber Leser,
selbst wenn Sie dem Fasten noch skeptisch gegenüberstehen - unser großes Anliegen ist, Ihnen Mut zu machen, täglich den liebevollen Umgang mit sich selbst zu trainieren. Nur wenn Sie Ihre eigene Person fürsorglich und beschützend annehmen, werden Sie eine positive Ausstrahlung auf andere ausüben und Lebensfreude ernten.

So wie gesunde Ernährung und Ausdauer-Bewegungs-Training nicht bei einmaligem Einsatz zum Erfolg führen, ist für die Pflege des positiven Denkens die tägliche neue Entscheidung und Übung erforderlich. Die Mühe lohnt sich! In dem Bewusstsein „Ich gebe mein Bestes, mehr kann keiner", werden übermäßige Sorge und Hektik Sie verlassen, und Sie können sich froh, ruhig und konzentriert Ihren Aufgaben widmen.

Wir wünschen Ihnen, dass Sie immer das geeignete „Remedium" (lateinisch: „zur Mitte zurück", Heilmittel) finden, um Ihre Lebensaufgabe in körperlicher und seelischer Gesundheit vollbringen zu können und dabei ein Höchstmaß an Lebenslust und Freude verspüren.

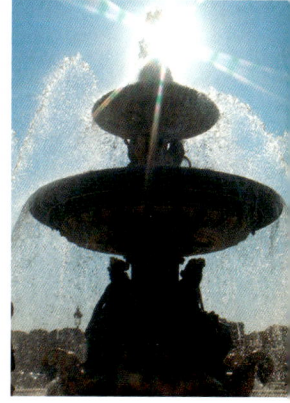

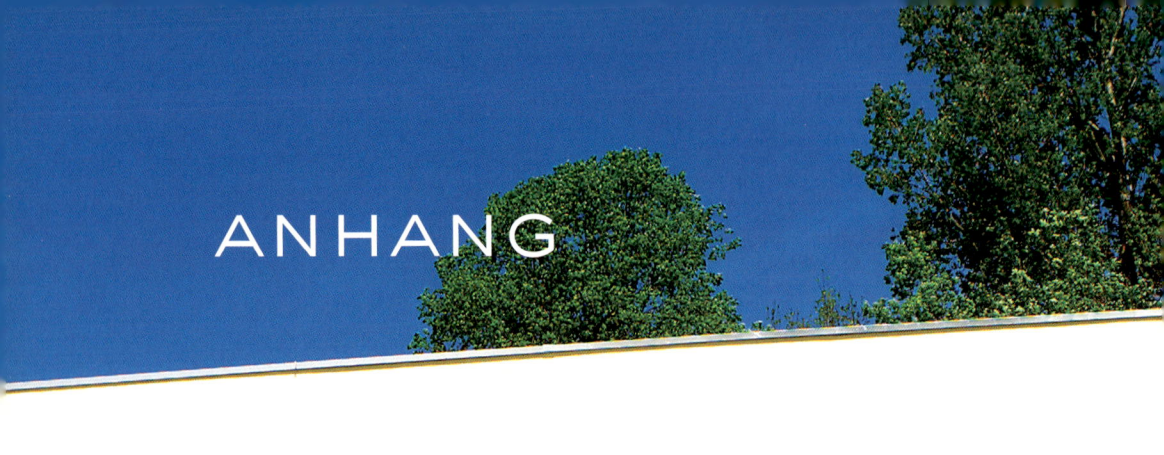

ANHANG

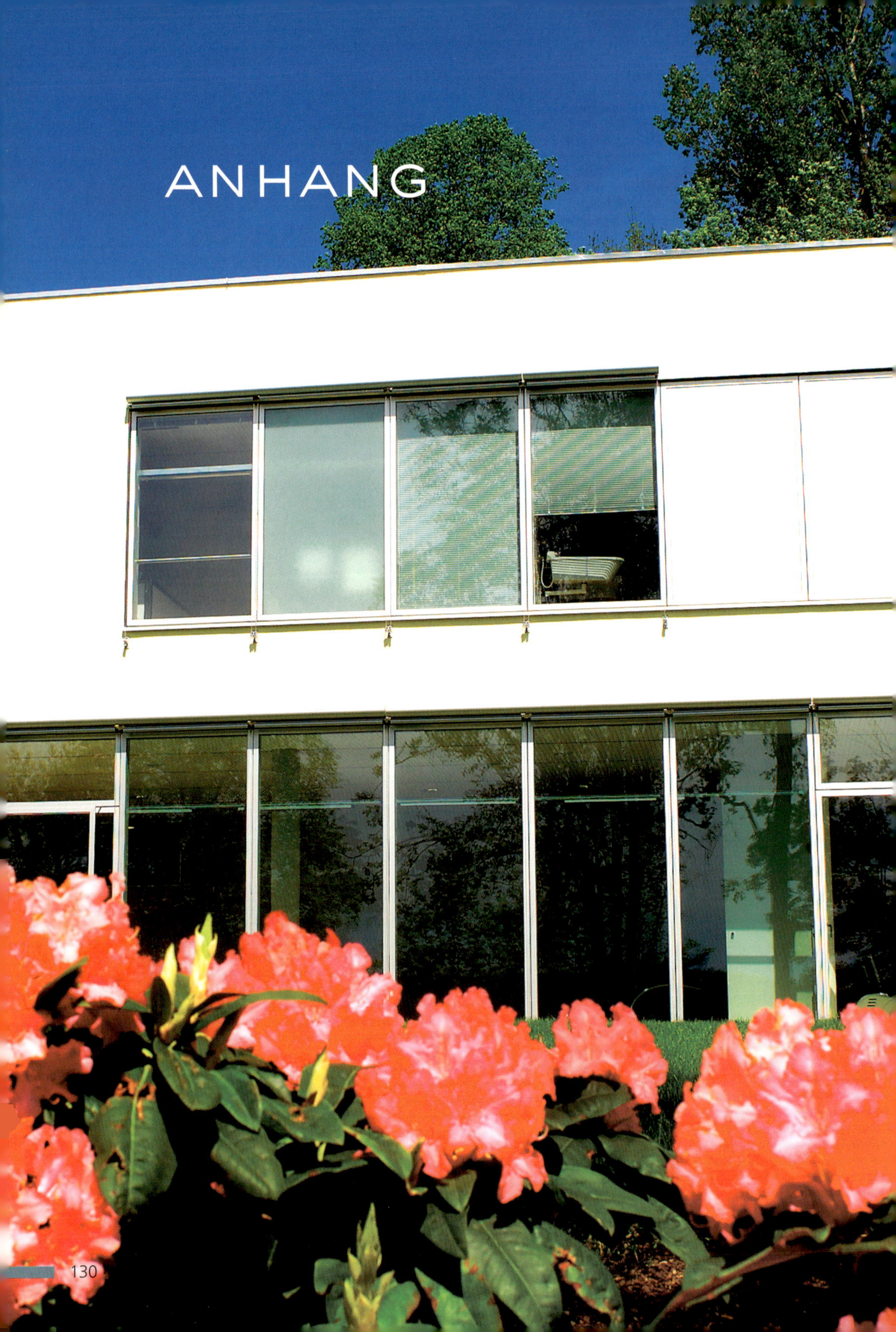

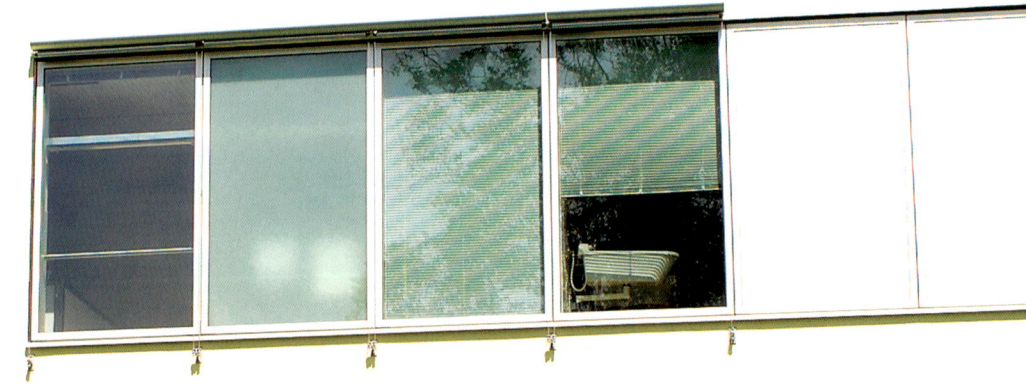

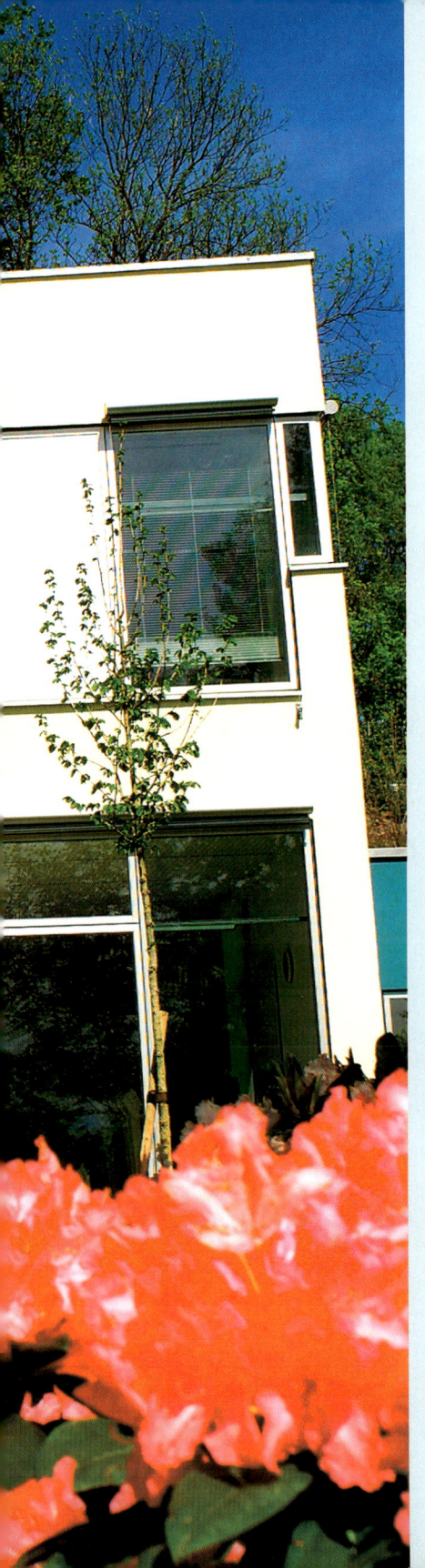

Die Malteser Klinik
von Weckbecker

Die Malteser Klinik von Weckbecker, die 1954 von Dr. Erich von Weckbecker eröffnete Fachklinik für Naturheilverfahren mit Schwerpunkt Heilfasten, liegt landschaftlich besonders reizvoll in der bayerischen Rhön. Die herrliche Natur, die gute Luft, der nahe Wald und das Reizklima unterstützen Heilungsprozesse und lassen die Patienten Ruhe und Entspannung finden.

Nach gründlicher ärztlicher Untersuchung, Einführungsgespräch und Laboranalysen wird je nach Befund die Therapie festgelegt und ärztlich überwacht. Zur Anwendung kommen die kombinierte Heilfastentherapie, Ernährungstherapie, Phytotherapie, physikalische Therapie, Bewegungstherapie, Neuraltherapie und die Ordnungstherapie mit verschiedenen Entspannungsmethoden, psychopädischen Gruppen- und Einzelgesprächen u.a.
Eine ovo-lakto-vegetabile Vollwertkost (aus Eiern, Milchprodukten und pflanzlicher Ernährung) wird als besonders wichtiger Heilfaktor eingesetzt, sowohl bei einer naturgemäßen Behandlung ohne Fastentherapie als auch bei der Aufbaudiät. Salat und Gemüse aus biologischem Anbau enthalten noch alle lebenswichtigen Wirkstoffe und schmecken frisch aus dem Garten besonders köstlich. Vitalstoffreiche Vollwertkost, deren Zubereitung auch in der Lehrküche gezeigt wird, fördert die Gesundheit und verbessert Spannkraft und Konzentrationsfähigkeit.

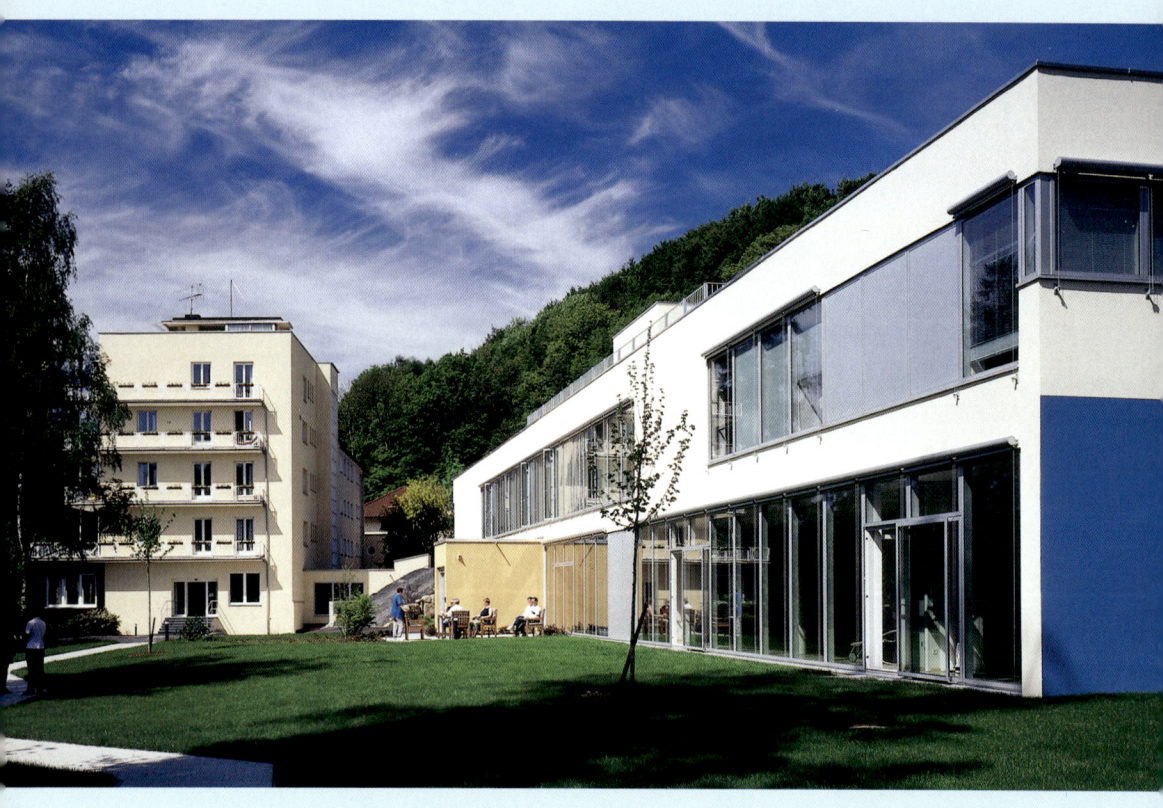

Im Januar 1998 übertrug Dr. Erich von Weckbecker sein Lebenswerk dem Souveränen Malteserorden. Seit über 900 Jahren haben sich die Malteser der würdevollen Behandlung kranker und hilfsbedürftiger Menschen verschrieben.
Durch den Übergang in die Malteser Trägerschaft wurde die Verbindung von medizinisch betreuter Fastentherapie und seelsorgerisch geleitetem, meditativem, spirituellem Fasten zur idealen Kombination.

Wichtige Ziele sind die wissenschaftliche Erfassung der Wirkungen einer naturgemäßen Medizin, sowie eine optimale Qualitätssicherung.

DURCH DEN ÜBERGANG IN DIE MALTESER TRÄGERSCHAFT WURDE DIE VERBINDUNG VON MEDIZINISCH BETREUTER FASTENTHERAPIE UND SEELSORGERISCH GELEITETEM, MEDITATIVEM, SPIRITUELLEM FASTEN ZUR IDEALEN KOMBINATION.

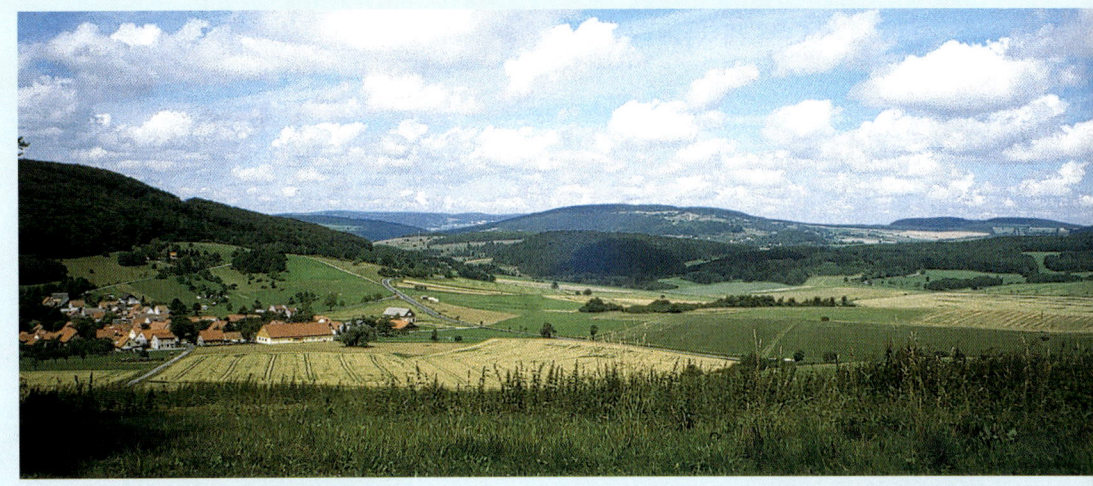

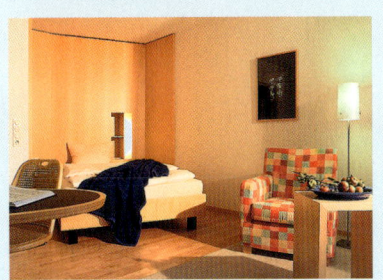

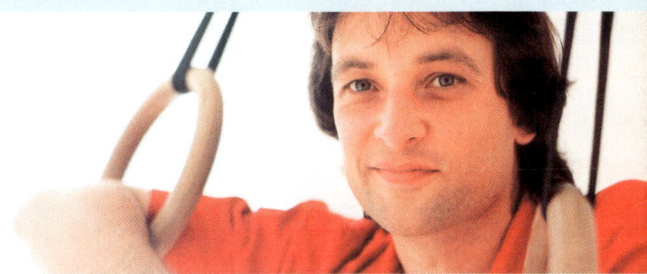

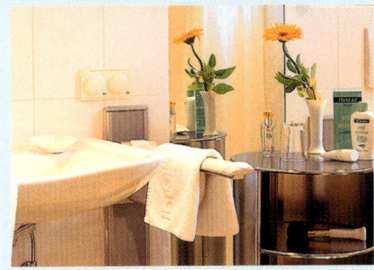

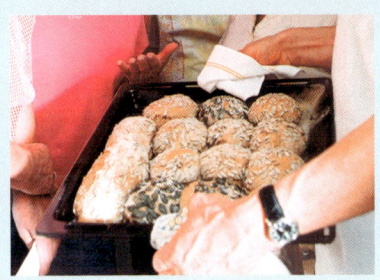

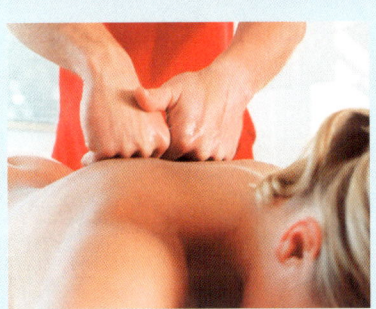

INMITTEN HERRLICHSTER LANDSCHAFT
DER RHÖN WIRD DAS FASTEN EIN FEST
FÜR DIE SINNE.

BEISPIELE AUS DER PRAXIS DES HEILFASTENS

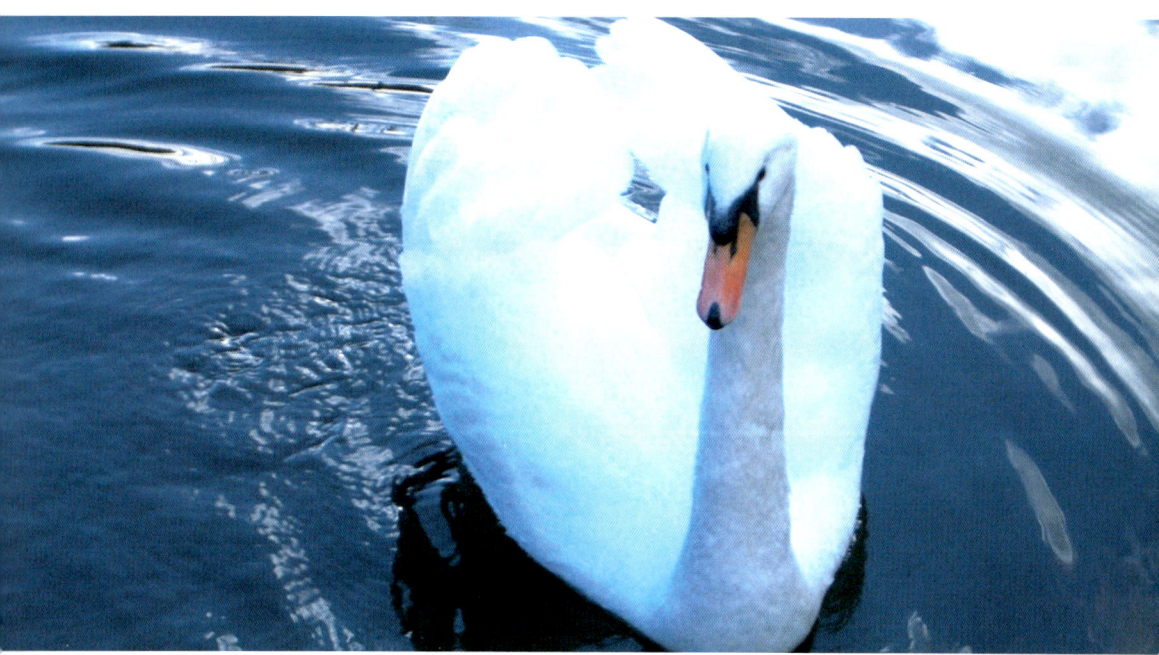

IN JEDEM MENSCHEN LEBT EIN BILD DES, DAS ER WERDEN SOLL. SO LANGE ER DAS NICHT IST, WIRD NICHT SEIN FRIEDE VOLL. FRIEDRICH RÜCKERT

Wir haben oft erlebt, wie tiefgreifend sich das Heilfasten auswirkt und wie entscheidend es zur Gesundung beitragen kann. Wir wollen deshalb einige Beispiele beschreiben, um auch den Menschen neuen Mut zu geben, die nicht mehr so recht an die Heilung oder Linderung ihrer teils erheblichen und langwierigen Beschwerden glauben können.

Diese Krankengeschichten veranschaulichen, wie im Einzelfall Patienten durch das Fasten geholfen werden kann, die von der herrschenden Medizin mit Worten wie: „Damit müssen Sie leben", „Sie sind austherapiert", oder „Diese Medikamente müssen Sie lebenslang nehmen" aufgegeben werden.

Man muss immer deutlich unterscheiden zwischen der statistischen Wahrscheinlichkeit und der individuellen Chance zur Genesung (J. Derbolowsky). Zur Erklärung: Überlebt zum Beispiel nach der statistischen Wahrscheinlichkeit nur ein Mensch von einer Milliarde eine sonst tödliche Erkrankung, hat ein Patient mit der gleichen Diagnose trotzdem eine 100prozentige Chance auf Genesung. Oder anders ausgedrückt: Bei einer 99prozentigen Heilungswahrscheinlichkeit gibt es jeweils einen unter 100 Betroffenen, dem diese an sich positive Statistik für sein individuelles Schicksal wenig nützt.

EVELYN B. | 39 | VERSICHERUNGSANGESTELLTE

Evelyn B. litt seit dem zwölften Lebensjahr an **Migräne** mit einem Schmerzmittelverbrauch von bis zu acht Zäpfchen pro Tag. Wie häufig bei Kopfschmerzpatienten, klagte sie über chronische Verstopfung. Bei einer Größe von 172 cm war sie mit 68 kg nicht übergewichtig. Aufgrund der permanenten Kopfschmerzen bot sie das Bild einer ausgeprägten depressiven Erschöpfung und wirkte deutlich vorgealtert. Ihre Erkrankung grenzte sie aus privaten und beruflichen Aktivitäten aus. Sportliche Betätigung war ihr unmöglich.
Wie viele Patienten, die einen langen Leidensweg mit erfolglosen Therapieversuchen hinter sich gebracht haben, stand auch sie der Fastentherapie zweifelnd gegenüber, gepaart mit einem trotzig vorwurfsvollen Heilungsanspruch.

Zu Beginn der 18tägigen Fastentherapie erlitt sie einen massiven Migräneanfall. Im weiteren Verlauf bildeten sich jedoch die Beschwerden zurück. In den vier Folgemonaten war die Patientin frei von Kopfschmerzen, konnte beruflich viel leisten, Kinder und Mann gut versorgen. Dann traten wieder Beschwerden in steigender Häufigkeit auf, was die Patientin schließlich nach acht Monaten wieder zur stationären Behandlung nötigte. Eine Fastenzeit von 21 Tagen brachte nach anfänglicher Verschlimmerung wieder Beschwerdefreiheit für ein halbes Jahr. Seither befand sich die Patientin fünfzehnmal in stationärer Behandlung. Die anfänglich massiven reaktiven Beschwerden nimmt sie auf sich und finanziert die Behandlung größtenteils selbst, weil ihr keine andere Behandlung (inklusive der neuen Migränemittel Triptane) zu mehrmonatiger Beschwerdefreiheit verhilft. |

Nicht jede Migräne verschwindet beim ersten Fasten, sondern in manchen besonders schweren Fällen sind regelmäßige Behandlungen einzuplanen, um die Beschwerden in Grenzen zu halten und schwere Schäden als Folge des Schmerzmittelmissbrauchs zu vermeiden.

Hilde R. litt unter **Polyarthritis**, schwerer **Kniearthrose**, **Bluthochdruck** und **Stoffwechselerkrankungen** bei Übergewicht. Sie konnte sich kaum bewegen und nahm jeden Morgen mehrere Rheuma- und Schmerztabletten, um ihren Beruf noch ausüben zu können. Sie sollte in eine Uni-Klinik eingewiesen werden und mit Cortison behandelt werden. Ihr Hausarzt riet ihr jedoch, zunächst die Behandlung in der Malteser Klinik von Weckbecker auszuprobieren.

Sie empfand die ersten drei Tage als sehr schwer. Im weiteren Verlauf ging es ihr jedoch von Tag zu Tag besser. Sie blieb vier Wochen und nahm in dieser Zeit 12 kg ab. Der Blutdruck normalisierte sich. Ihre Schmerzen verschwanden. Sie konnte wieder Treppen steigen und fühlte sich so wohl wie noch nie. Nach einem halben Jahr kam sie wieder, um den Erfolg zu festigen. Sie hatte keine Schmerzen mehr und deshalb keine Cortisontherapie mehr nötigt. Es gelang ihr, das Ausdauer-Bewegungs-Training und die Ernährungstherapie beizubehalten. |

KLAUS-DIETRICH M. | 76 |

Der Patient wurde wegen unsicheren Gehens, eingeschränkter und schmerzhafter Beweglichkeit der Kniegelenke von einem Orthopäden zu einem Neurologen überwiesen. Dieser diagnostizierte eine **Polyneuropathie** ungeklärter Ursache. Der Patient konnte nicht Treppen auf- oder abwärts gehen, ohne sich am Geländer festzuhalten. Um sicher gehen zu können, musste er einen Stock benutzen. Die weitere Perspektive waren Gehwagen und Rollstuhl.
Durch Bekannte erfuhr er von der Fastentherapie in der Malteser Klinik von Weckbecker.

Zur kombinierten Fastentherapie erhielt er Einzelgymnastik und spezielle Massagen. Sehr bald stellte sich der Erfolg ein. Nach zwei Wochen konnte er im Haus ohne Stock gehen. Nach Beendigung der Therapie legte er den Stock weg und benutzte ihn nur noch bei Schnee und Eis. Er kam zunächst in halbjährlichen Abständen und konnte den Erfolg sehr gut halten. Als er jedoch auf den zweiten Aufenthalt im Jahr verzichtete, zeigte sich wieder eine leichte Verschlechterung, die bei einer erneuten Therapie wieder zu beheben war. Der Patient weiß nun, dass für ihn einmal drei und einmal zwei Wochen stationären Aufenthaltes pro Jahr das richtige Therapiekonzept darstellen. |

Bei einer Körpergröße von 185 cm wog Dietmar S. 106 kg, trieb keinen Sport, hatte **Bluthochdruck** und **Diabetes Typ II**. Der Wohlstand der westlichen Industriestaaten war die Geißel seines Körpers. Falsche Ernährung, Fett, Nikotin, Alkohol und Dauerstress hatten ihn gezeichnet. Jeden Morgen nahm er vier Tabletten - einen Betablocker, Zuckertabletten, ACE-Hemmer und die vierte zur Verträglichkeit der ersten drei. Er schwitzte allein schon beim Essen, hatte Herzrasen und ein Stechen beim Treppensteigen. Der Internist erklärte ihm, dass er in spätestens sechs bis zehn Jahren ein Infarktkandidat sein werde.

Auf Empfehlung eines Freundes kam er in die Malteser Klinik von Weckbecker, fastete 21 Tage mit drei Tagen Kostaufbau. Er nahm dreizehn kg ab und hörte das Rauchen auf. Der Blutdruck normalisierte sich, der Diabetes verschwand. Er begann zu walken, ging viel schwimmen und benötigte keine weiteren Medikamente mehr. Durch Ernährungsumstellung und Bewegungstraining konnte er sein Gewicht weitgehend halten. Nach einem Jahr fastete er erneut einundzwanzig Tage, verminderte sein Gewicht auf 88 kg und fühlte sich fit wie vor dreißig Jahren. Regelmäßig führte er Entspannungsübungen (Trophotraining) durch und hat sich vorgenommen, jährlich eine Fastentherapie durchzuführen. |

HERTHA S. | 89 |

Die 89jährige rüstige Patientin war im Alter von 30 Jahren im Schuldienst tätig und litt damals unter einem **Hautausschlag** am ganzen Körper. Seit Jahren ging sie von Hautarzt zu Hautarzt, aber keiner konnte helfen. Eine Ärztin empfahl ihr, nach Bad Brückenau zu dem Arzt zu gehen, der „Rosskuren" durchführte.

Sie fastete bei Dr. von Weckbecker vier Wochen und blieb noch zwei Wochen zum Kostaufbau. Bereits nach 5 - 6 Tagen besserten sich die Entzündungen am Rücken. Im weiteren Verlauf heilten die Ausschläge völlig ab, und sie hatte das Gefühl, das Leben sei ihr neu geschenkt. Seither baute sie das Fasten in ihren Lebensplan ein. |

Nach einer siebenjährigen Ärzte-Odyssee mit verschiedensten Diagnosen wurde vor acht Jahren die Diagnose **Fibromyalgie** gestellt. Sie litt unter rasenden Kopfschmerzen durch Verkrampfung der Hals- und Nackenmuskulatur, Sprachstörungen durch Wortfindungs- und Artikulationsprobleme. Dazu kamen ein akuter Reizdarm und immer wiederkehrende Blasenentzündungen. Ein Jahr später musste sie ihren Beruf als Steuerberaterin mit eigener Kanzlei aufgeben, da die Schmerzschübe in immer kürzeren Abständen auftraten. Sie war nicht einmal mehr in der Lage, 500 Meter am Stück spazieren zu gehen, geschweige denn innerhalb der Familie die Hausfrauenpflichten zu erfüllen. Sie lag stundenlang schmerzgeplagt auf dem Sofa bzw. im Bett – fertig mit sich und der Welt. Schmerztabletten und Spritzen brachten keine Hilfe, sondern lösten noch zusätzliche Magenschmerzen aus.

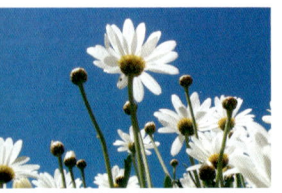

Sie fing nun an, eigene Wege zu suchen, kaufte eine Wärmekammer, da Wärme gut tat, ging ins Thermalbad, ging zur Massage und Krankengymnastik, versuchte Akupunktur. Drei Jahre nach Diagnosestellung schloss sie sich einer Fibromyalgie-Selbsthilfegruppe an und hatte die Möglichkeit, an einer Gruppen-Psychotherapie im Rahmen einer Studie der Universitätsklinik Mainz teilzunehmen. Dort fühlte sie sich das erste Mal wirklich ernst genommen und erlernte Entspannungstechniken, die Linderung verschafften. Über ihre Krankenkasse BKK Gesundheit fand sie die Adresse der Malteser Klinik von Weckbecker und, da sie mittlerweile 25 kg Übergewicht hatte, meldete sie sich für eine dreiwöchige Heilfastenkur an.
Während des Fastens ging es ihr gut, sie fühlte sich wohl, nahm 9 kg ab. Zu Hause stellte sie konsequent auf eine vollwertige biologische Kost um und fing an, regelmäßig zu walken. Sie hatte daraufhin ein Dreivierteljahr keinen Schmerzschub mehr.
Es folgte ein zweiter dreiwöchiger Aufenthalt mit sehr gutem Allgemeinbefinden hinterher. Es trat noch einmal ein Schmerzschub auf, der mit zehn Tagen Fasten umgehend zu beheben war.

Mittlerweile ist sie 20 kg leichter, hat keine Schmerzen mehr, joggt drei bis vier Stunden pro Woche. Sie arbeitet wieder in ihrem Beruf als Steuerberaterin und fühlt sich absolut leistungsfähig. Sie fastet jetzt zweimal pro Jahr präventiv im Frühjahr und im Herbst und hat bis dato keinen Schmerzschub mehr gehabt. |

Die Patientin litt seit Jahren unter **Darmbeschwerden** mit Durchfällen, Krämpfen im Wechsel mit Verstopfung, so dass sie zu Abführmitteln greifen musste. Außerdem litt sie unter Gelenkschmerzen im linken Knie. Ultraschallbehandlung und Reizstrom brachten keine Linderung. Im Kernspin zeigte sich ein Spongiosaödem. Ein stationärer Aufenthalt mit Ayurveda-Behandlung konnte keine Linderung bringen. Bei der Coloskopie zeigte sich kein pathologischer Befund. Die Patientin kam mit dem starken Wunsch, eine Fastentherapie durchzuführen. Bei einer Größe von 153 cm und 41,7 kg Körpergewicht fiel es nicht leicht, dieser Bitte zu entsprechen. Sie vertrat aber so vehement ihren Wunsch zu fasten, da sie ja alles andere schon ausprobiert hätte, so dass wir sie doch fasten ließen.

Sie erhielt zu den Fastengetränken früh und abends eine Thermoskanne mit Dinkel- bzw. Leinsamenschleim, sowie Infusionen und Spritzen mit Vitaminen. Der zu niedrige Magnesiumspiegel wurde aufgefüllt, und die rüstige Dame fastete vierundzwanzig Tage. Das Gewicht betrug dann noch 39,2 kg. Sie berichtete stolz, ihre Finger wieder besser beugen zu können. Die Beine seien nicht mehr so schwer, und als sie die Klinik nach den Aufbautagen verließ, fühlte sie sich „ganz wunderbar". Hätten wir dieser Patientin sagen sollen, „Sie sind zu alt und haben zu wenig Gewicht"? |

Der Patient litt seit zwei Jahren im Anschluss an einen grippalen Infekt an **Asthma bronchiale**. Dadurch wurde seine Erwerbsfähigkeit um 70 % gemindert. Seit einem Jahr musste er neben den bronchienerweiternden Medikamenten Cortisontabletten einnehmen, was zu einer erheblichen Gewichtszunahme führte.

Der Patient fastete 17 Tage und verlor dabei 9,5 kg. Die anfänglich erhöhten Blutfett- und Harnsäurewerte lagen bei Entlassung im Normbereich. Das Cortison konnte langsam ausschleichend abgesetzt werden. Beim Abschlussgespräch gab der Patient erfreut an, nicht mehr unter Atemnot zu leiden. Die anfänglich mehrmals täglich eingesetzten Aerosol-Sprays hatte er selbst abgesetzt. Im weiteren Verlauf brauchte er ein Vierteljahr lang kein Cortison; doch immer, wenn er einen Infekt erlitt, oder den Verlockungen der Schlachtschüsseln erlag und sein Gewicht kletterte, verschlechterte sich der Lungenbefund, und er trat reumütig wieder eine Fastentherapie an, oft auf eigene Kosten. |

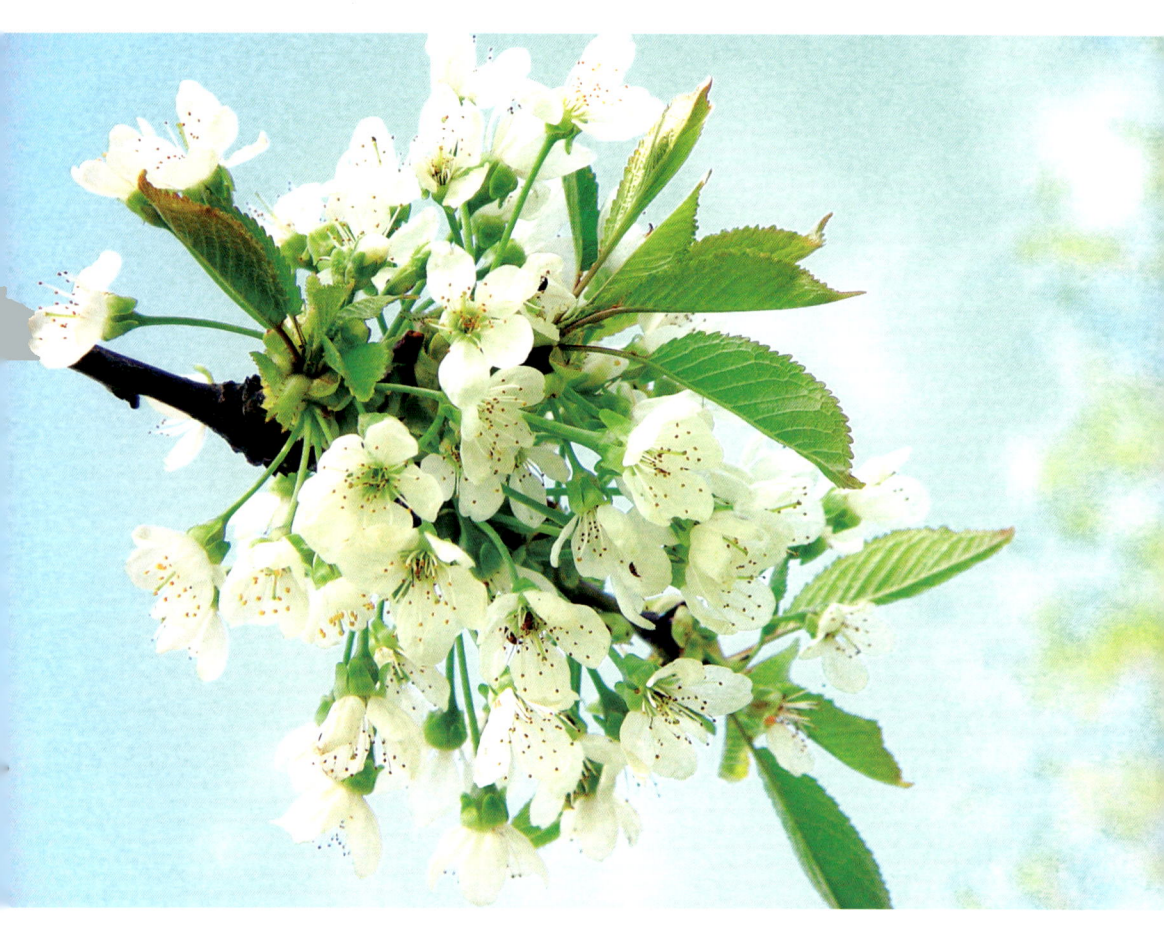

DIE NATURGEMÄSSE MEDIZIN KOMMT DEN GEHEIMNISSEN DER SCHÖPFUNG VON ALLEN THERAPIEFORMEN AM NÄCHSTEN.

KARL PIRLET

Der 66jährige Patient suchte wegen therapieresistenter, seit 2 1/2 Jahren bestehender, Schmerzen in den Ellenbogengelenken eine Rheumaklinik auf. Die Schmerzen breiteten sich aus mit Steifigkeitsgefühl, insbesondere in die Schultern, aber auch in die Hüftaußenseiten. Auch die Gelenke in den Knien und Sprunggelenken schmerzten. Wärme verstärkte die Schmerzen. Schon bei bloßer Berührung der Haut konnte eine Schmerzempfindung ausgelöst werden. Es fanden sich keine Hinweise für ein entzündlich-rheumatisches Krankheitsbild. Trotz intensiver Therapie mit vorsichtiger Querfriktion und Querdehnung, Ultraschallbehandlung und Kryotherapie steigerte sich der Schmerzzustand. Medikamentös erhielt der Patient ein Antidepressivum zur Schmerzdistanzierung, sowie Tramadol zur Schmerztherapie. Im Radio hörte der Patient von der Malteser Klinik von Weckbecker und wurde so schließlich mit der Diagnose „chonifiziertes **Schmerzsyndrom**, Gerbershagen III, primärem **Fibromyalgie-Syndrom**, therapieresistenter Epicondylopathia humeroradialis beidseits (Ellenbogenentzündung) stationär eingewiesen.
Die private Krankenkasse bestand auf einem sechswöchigen Aufenthalt, um eine Linderung zu erzielen.

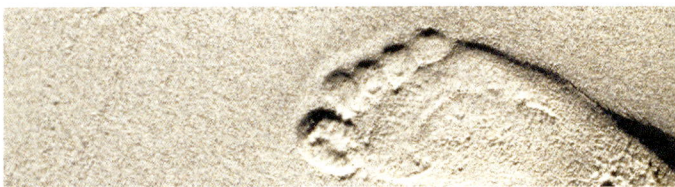

Der Patient fastete 35 Tage. Bei einer Körpergröße von 176 cm ging das Gewicht von 88,5 auf 77,6 kg zurück. Schon nach wenigen Tagen besserten sich die Schmerzen. Nach dem sechswöchigen Aufenthalt konnte er bei sehr guter Leistungsfähigkeit fast schmerzfrei nach Haus entlassen werden. Der einweisende Rheumatologe bescheinigte ihm nach einem Jahr die exzellente Schmerzlinderung. Nachdem aber durch Überanstrengung beim Hausbau wieder Beschwerden auftraten, fand auch er zur Prävention eines chronisch-therapieresistenten Schmerzsyndroms eine erneute stationäre Behandlung sinnvoll.
Die Kasse genehmigte erneut einen stationären Aufenthalt von 14 Tagen. Nach wenigen Fastentagen war der Patient wieder beschwerdefrei und weiß, wie er nun in Zukunft ohne Schmerzmittel und Antidepressiva seine Schmerzen in den Griff bekommt. |

Der pensionierte evangelische Pfarrer war seit Jahren immer wieder zur Fastentherapie wegen **Lebensmittelallergien** und **Bluthochdruck** in Behandlung.
Nun klagte er über eine Herpesentzündung im linken Auge, die zu Hause vom
Augenarzt schon sechs Wochen mit virushemmenden Medikamenten in Höchst-
dosis behandelt worden war und eine immer bedrohlichere Form annahm.

Der Patient unterzog sich wieder der kombinierten Fastentherapie und erhielt zusätzlich Thymusspritzen, eine Sauerstoff-Mehrschritt-Therapie und
Infusionen mit Vitaminen. Schon nach wenigen Tagen stellte der Augenarzt, den er zweimal wöchentlich aufsucht, eine erstaunliche Besserung
fest. Bereits nach zehn Tagen Heilfastentherapie war, für ihn nahezu unbe-
greiflich, die Hornhaut, deren Oberfläche nach seiner Aussage entsetzlich
zerklüftet aussah, völlig glatt. Um den Heilerfolg zu stabilisieren, fastete
Herr L. 21 Tage.
Als sich ein Jahr später ein erneuter Schub der Herpesentzündung am
Auge anbahnte, begann der Augenarzt erst gar nicht mit der Behandlung,
sonder sagte zu dem Patienten, „Sie wissen ja, wo Sie zur Behandlung
hingehen müssen". Es gelang wieder in rascher Zeit, mit der kombinierten
Fastentherapie und den unterstützenden Infusionen und Injektionen die
Herpesentzündung zur Abheilung zu bringen. |

ULRICH H. | 42 | ARCHITEKT

Der Patient kam wegen **Migräne** und einer **Allergie** auf Pollen, Karotten,
Äpfel und Nüsse zu uns.

Er fastete 15 Tage, abgesehen von den Kopfschmerzen am ersten Tag,
ohne Probleme. Es normalisierte sich dabei sein anfänglich erhöhtes Cholesterin. Das Körpergewicht war bei dem 176 cm großen Patienten von
76,0 auf 69,5 kg zurückgegangen. Er befand sich bei der Entlassung in einem sehr guten Allgemeinzustand.
Drei Jahre später verspürte er erneut das Bedürfnis zu fasten. Er berichtete,
dass sich die seit dem 30. Lebensjahr bestehende Migräne deutlich gebes-
serte hatte. Die Allergien waren verschwunden. Herr H. fastete noch ein-
mal 13 Tage ohne Komplikationen. |

Die Patientin war im Alter von 39 Jahren im PKW verunfallt. Die Untersuchung der neurologischen Uni-Klinik zeigte eine **Polytrauma** mit gedeckter Schädel-Hirn-Verletzung. Außerdem fanden sich Mittelgesichtsfrakturen im Bereich der Augenhöhle. Ferner lag ein Bruch der Hüftgelenkspfanne, des Oberschenkels links, des Ellenbogens links und des Schienbeinkopfes vor. Es erfolgte eine operative Versorgung der Hüftpfanne und des Oberschenkelbruchs links. Einen Monat nach dem Unfall wurden der Ellenbogenbruch sowie die Mittelgesichtsbrüche operiert. Die Patientin konnte bis auf ein deutlich linkshinkendes Gangbild mobilisiert werden.

Frau K. kam erstmals im Alter von 52 Jahren in unsere Behandlung, also 13 Jahre nach dem Unfall. Bei der Aufnahme klagte sie über eingeschränkte Gehfähigkeit, starke Rückenschmerzen und ausgeprägte Schwindelattacken. Im Vordergrund aber standen rasende Kopfschmerzen und Schlafstörungen, die einen erheblichen Verbrauch an starken Schmerzmitteln erforderten. Sie konnte sich schlecht konzentrieren, die Merkfähigkeit war eingeschränkt, so dass sie sich außerhalb ihres Haushaltes allein nicht orientieren konnte. Nicht zu verwundern, dass sie von quälenden **Depressionen** heimgesucht wurde, die sie nahezu vollständig von einem normalen sozialen Leben isolierten.

Sie unterzog sich einer dreiwöchigen Saftfastentherapie, kombiniert mit Kneipp'schen Anwendungen, Ergometertraining, physiotherapeutischen Einzelbehandlungen, sowie autogenem Training und Gesprächstherapie. Die Behandlung verlief komplikationslos. Bei der Schlussuntersuchung zeigte Frau K. sich glücklich über eine deutliche Besserung. Sie konnte sich leichter und sicherer fortbewegen. Die Kopfschmerzen hatten so weit nachgelassen, dass sie kaum noch Schmerzmittel benötigte. Durch diese positive Entwicklung und die stimmungsaufhellende Wirkung des Fastens hatte sie wieder neuen Lebensmut gefasst. Seither unterzog sie sich jährlich einer Fastentherapie, was auch von der Berufsgenossenschaft bezahlt wurde, und konnte damit ihre Beschwerden gut im Griff behalten.

Die Berufsgenossenschaft willigte ein, die Aufenthalte auf zweimal pro Jahr zu verteilen, um starke Verschlechterungen zu vermeiden. Die Patientin fühlt sich jedes Mal nach der Fastenkur leicht und beschwingt. Sie war vom seelischen Standpunkt aus fast wieder der alte Mensch geworden - ausgeglichen, anpassungsfähig und fröhlich, obwohl sie auf Vieles verzichten muss. |

Ein sehr beeindruckendes Beispiel, wie die kombinierte Fastentherapie einem polytraumatisierten Menschen helfen kann.

An diesem Beispiel wird deutlich, dass sich Unfallfolgen zwar durch das Fasten nicht wegzaubern lassen, sich aber die Lebensqualität durch diese Therapie doch entscheidend verbessern lässt.

Die Mutter zweier Kinder erkrankte im Alter von 30 Jahren an **Gelenkrheuma** mit positivem Rheumafaktor. Betroffen waren vor allem Hände, Füße und Knie. Die übliche Behandlung mit Goldspritzen, Cortison und entzündungshemmenden und schmerzstillenden Medikamenten brachte keine Besserung.

Mit 31 Jahren führte sie die erste Fastentherapie mit 28 Fastentagen durch. Bei einer Körpergröße von 165 cm ging das Gewicht von 53 kg auf 47,5 kg zurück. Die anfänglich mit 117/138 massiv erhöhten Blutsenkungswerte sanken auf 28/66 (Normalwert der ersten Stunde bis 20). Die Anzahl weißer Blutkörperchen (Leukozyten) ging von 11.400 auf 6.800 zurück (normal 4.000 - 10.000). Der behandelnde Hausarzt empfiehlt gegenüber der Landesversicherungsanstalt für die Auswahl einer Therapieeinrichtung für eine erneute Behandlung: „Frau S. leidet seit 1980 an einer primär chronischen Polyarthritis zunächst aller Gelenke einschließlich der Hüft, Knie- und Ellbogengelenke. Alle zunächst durchgeführten üblichen Behandlungen brachten keinen Erfolg. Erst eine Behandlung in der Klinik Dr. von Weckbecker in Bad Brückenau mit physikalisch-diätetisch-medikamentöser Therapie mit Heilfasten und einer Nachbehandlung nach einem halben Jahr brachte eine wesentliche Besserung der Beschwerden. Objektiv war ein Rückgang der Gelenkschwellungen und Gelenksteifigkeit feststellbar. Da eine Heilmaßnahme genehmigt ist, halte ich eine Behandlung in dieser Klinik für wesentlich sinnvoller". (als den Aufenthalt in einer LVA-Einrichtung, Anmerkung der Verfasser).
Dieser Brief zeigt, wie Hausärzte, die zunächst noch keine Erfahrung mit der Fastentherapie hatten, durch den Behandlungserfolg zu überzeugen und zu motivieren sind, diese Therapieform in ihr Konzept einzubeziehen. Die geschilderte Patientin hat mittlerweile ein Alter von 54 Jahren erreicht mit bis zu sieben Jahren währenden beschwerdefreien Phasen. Sie führt bei sich andeutenden Verschlechterungen, mittlerweile nur noch Finger- und Fußgelenke betreffend, stationäre Fastenbehandlungen durch, mit Fastenperioden von 25 - 30 Tagen. Sie hat dadurch ihre volle Beweglichkeit erhalten und somit natürlich auch Lebensfreude gewinnen können.

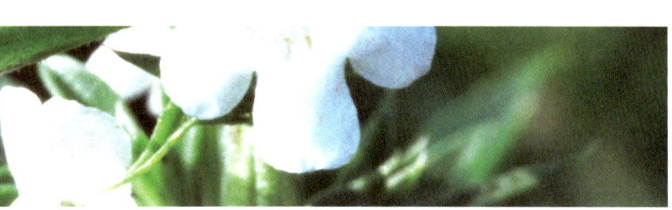

Die 87jährige Patientin hat seit ihrem 55. Lebensjahr fast jährlich in unserer Klinik gefastet. Bei ihrem ersten Aufenthalt 1963 stand eine **Migräne** im Vordergrund, die bis dato mit vielerlei Behandlungsversuchen nicht gebessert werden konnte.

Bereits nach dem ersten Fasten verschwand die Migräne ohne wiederzukehren. Die Patientin fühlte sich wohl und leistungsfähig. Ihre chronische Verstopfung mit Blähneigung und Gasbauchbildung hatte sich so gebessert, dass sie keine Abführmittel mehr benötigte. Sie blieb der Fastentherapie über Jahrzehnte hinweg treu, da sie damit auch andere zwischenzeitlich auftretende Beschwerden, wie einen schwankenden Bluthochdruck und reaktive depressive Verstimmung und Schlaflosigkeit, zum Beispiel nach dem Tod des Ehemannes, gut in den Griff bekommen konnte. Die Lebensgeschichte dieser Patientin zeigt eindrucksvoll, wie die Befreiung von einer quälenden Erkrankung Vertrauen schafft, auch weitere gesundheitliche Störungen innerhalb eines langen Lebens mit einer Fastentherapie als Behandlung der ersten Wahl anzugehen. |

GISELA K. | 59 |

Die Patientin kam vor 10 Jahren zum ersten Mal zur Fastentherapie. Zu diesem Zeitpunkt litt sie bereits seit 13 Jahren an **Asthma bronchiale** und war auf die Einnahme von Cortison und bronchienerweiternden Medikamenten angewiesen, die zeitweise nicht mehr ansprachen. Ferner klagte sie über Gelenkbeschwerden zeitweise „aller Gelenke", sowie geschwollene Beine.

Sie fastete 24 Tage und inhalierte dabei nur noch mit einem antiallergischen Mittel auf pflanzlicher Basis. Atmungs- und Gelenksbeschwerden besserten sich deutlich. Nach der dritten Woche gab sie an, die Atmung habe sich so verbessert, dass sie das Gefühl habe, man habe ihr einen Stöpsel aus dem Hals gezogen. Dieser Zustand hielt ein halbes Jahr an. Durch einen Infekt in den Wintermonaten, sowie psychische Belastung durch einen schweren Unfall ihres Mannes mit Hirnverletzung und daraus folgender Wesensveränderung, verschlechterte sich das Asthma erneut. Auch diese Verschlimmerung besserte sich durch 16tägiges stationäres Fasten deutlich. Von da an fand die Patientin einen persönlichen Rhythmus von ein- bis zweimal jährlichen Fastenperioden, mit deren Hilfe sie die psychische Belastung und die asthmatischen Beschwerden bei minimalem Verbrauch der üblichen chemischen Medikamente in den Griff bekommen konnte. |

Verwendete und weiterführende Literatur

Koerber, Karl von,
Männle, Thomas
Leitzmann, Claus
Vollwert-Ernährung
Karl F. Haug Verlag, Stuttgart

Leitzmann, Claus
Million, Helmut
Vollwertküche für Genießer
Bassermann Verlag, Müchen

Buchinger, Otto sen.
Das Heilfasten
Hippokrates-Verlag, Stuttgart

Kraus, Rüdiger
Fasten und Lebenskultur
Ariane-Verlag, Königstein

Fahrner, Heinz
Fasten als Therapie
Hippokrates-Verlag, Stuttgart

Wilhelmi de Toledo, Francoise
**Buchinger Heilfasten:
Ein Erlebnis für Körper und Geist**
Trias-Verlag, Stuttgart

Buchinger, Andreas
Lindner, Bettina
Original Buchinger-Heilfasten
Haug-Verlag, Heidelberg

Kuhn, Christian
Heilfasten
Herder-Verlag, Freiburg

Dahlke, Rüdiger
Fasten Sie sich gesund
Irisiana, Hugendubel-Verlag, München

Peper, Elisabeth
**Evaluation der Effekte und Erfolge von
stationären Heilfastenmaßnahmen**
Peter Lang-Verlag, Frankfurt/Main
Rauch, Erich
**Lehrbuch der Diagnostik und Therapie
nach F. X. Mayr**
Haug-Verlag, Heidelberg

Lützner, Helmut
Wie neu geboren durch Fasten
Gräfe und Unzer Verlag, München

Derbolowsky, Udo und Jakob
Liebenswert bist du immer
Junfermann-Verlag, Paderborn

Derbolowsky, Jakob
Trophotraining, so fühle ich mich wohl
Psychopädica-Verlag, Germering

Kneipp, Sebastian
**Meine Wasserkur
So sollt ihr leben**
Ehrenwirth-Verlag, München

Klein, Stefan
Die Glücksformel
Rowohlt-Verlag, Reinbek

Spitzer, Manfred
Lernen
Spektrum Akademiker-Verlag, Heidelberg

Bauer, Joachim
Das Gedächtnis des Körpers
Eichborn-Verlag, Frankfurt

Saum, Kilian
Mayer, Johannes G.
Uehleke, Bernhard
Fasten nach der Klosterheilkunde
Zabert-Sandmann-Verlag, München

Guardini, Romano
Die Lebensalter
Matthias Grünewald Verlag, Mainz

Adressen

Malteser Klinik von Weckbecker gGmbH

Rupprechtstraße 20
97769 Bad Brückenau
Telefon: 0 97 41 / 8 30
Telefax: 0 97 41 / 8 31 13
weckbecker.brueckenau@malteser.de
www.weckbecker.com

Ärztegesellschaft Heilfasten und Ernährung e. V. (ÄGHE)

Wilhelm-Beck-Str. 27
88662 Überlingen
Telefon: 0 75 51 / 80 78 05
Telefax: 0 75 51 /80 78 06
info@aerztegesellschaft-Heilfasten.de
www.aerztegesellschaft-Heilfasten.de

Verband für unabhängige Gesundheitsberatung e. V.

U G B
Sandusweg 3
35435 Wettenberg / Gießen
Telefon: 06 41 / 80 89 60
Telefax: 06 41 / 80 89 650
www. ugb.de

Deutsche Fastenakademie dfa Geschäftsstelle

Andrea Häusser
Geißhalde 48
71134 Aidlingen
Telefon: 0 70 56 / 89 64
Telefax: 0 70 56 / 89 64

ISBN 3-00-015508-2

Gestaltung: AS-TFAM Werbeagentur, Bad Boll, www.as-team.de, Petra Sihler
Redaktion: Dr. med. Eva Lischka und Dr. med. Norbert Lischka
Titelbild: gettyimages, München
Foto Umschlagrückseite: Ina E. Brosch, Iphofen, www.brosch.de
Fotos: photocase, www.photocase.de (S. 6, S. 8, S. 13, S. 14, S. 17, S. 26, S. 30, S. 34, S. 38, S. 46, S. 55, S. 56, S. 59, S. 61, S. 62, S. 77, S. 78, S. 80, S. 83, S. 84, S. 85, S. 91, S. 96, S. 100, S. 103, S. 104, S. 105, S. 106, S. 109, S. 111, S. 112, S. 117, S. 118, S. 119, S. 120, S. 123, S. 129, S. 138, S. 139, S. 140, S. 144, S. 148)
creativ collection Verlag GmbH, Freiburg (S. 23, S. 28, S. 49, S. 50, S. 53, S. 54, S. 67, S. 84, S. 88, S. 92, S. 93, S. 121, S. 122, S. 128, S. 141)
Wala Heilmittel GmbH, Bad Boll / Eckwälden (S. 48, S. 86, S. 97)
ODLO Sports GmbH, Brüggen (S. 42, S. 72)
Malteser Klinik von Weckbecker, Bad Brückenau (S. 11, S. 44, S. 70, S. 71, S. 95, S. 99, S. 130, S. 132, S. 133)
Lothar Pataczek Kommunikations Design, Starnberg (S. 43, S. 69, S. 74, S. 81, S. 102, S. 111, S. 120, S. 125)
MEV Verlag GmbH, Augsburg (S. 20, S. 43)
Tourist-Information Thüringer Rhön, Kaltennordheim (S. 133)
Veronique Hoffmann, Göppingen (S. 67, 84, S. 98, S. 134)

Register

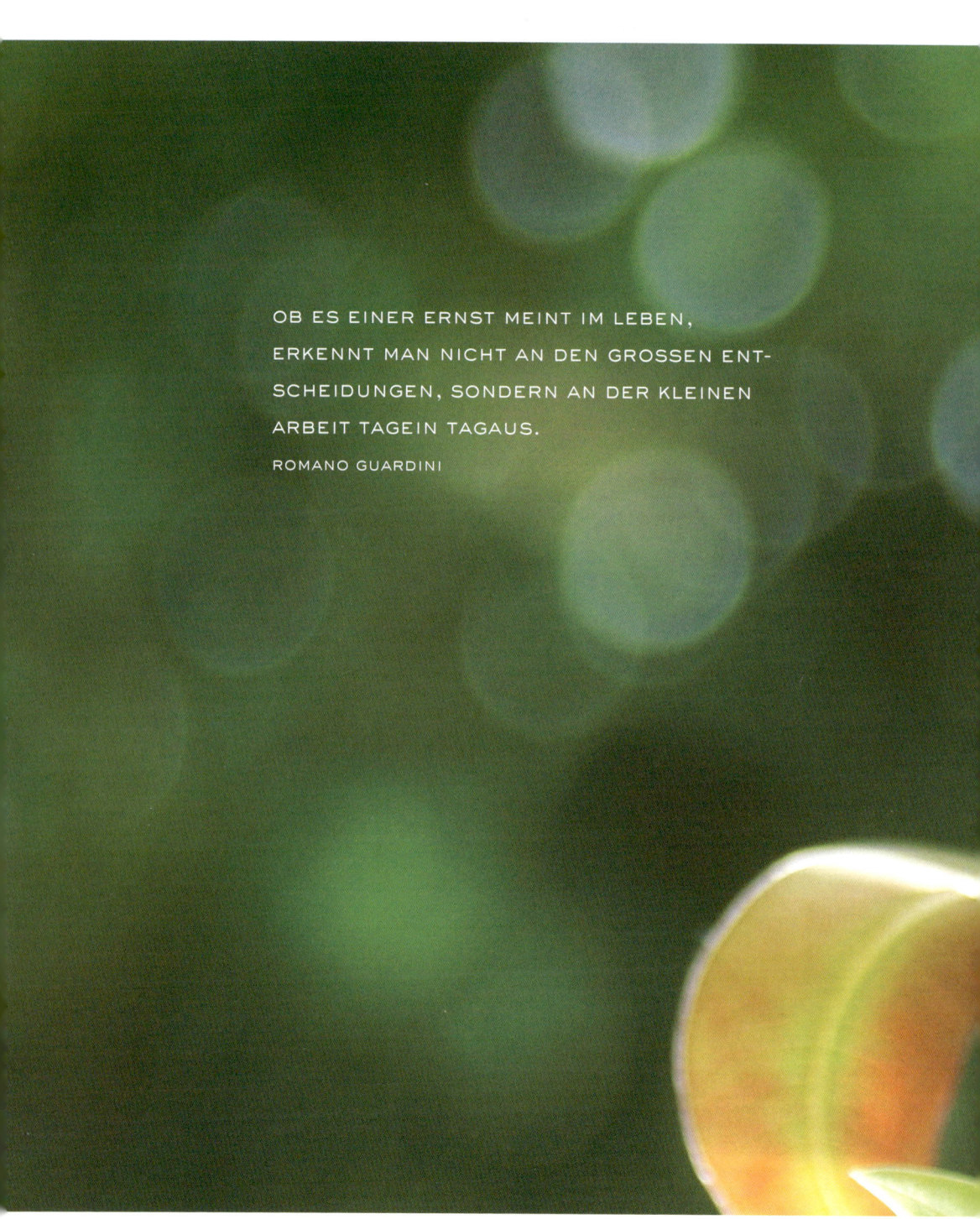

OB ES EINER ERNST MEINT IM LEBEN,
ERKENNT MAN NICHT AN DEN GROSSEN ENT-
SCHEIDUNGEN, SONDERN AN DER KLEINEN
ARBEIT TAGEIN TAGAUS.

ROMANO GUARDINI

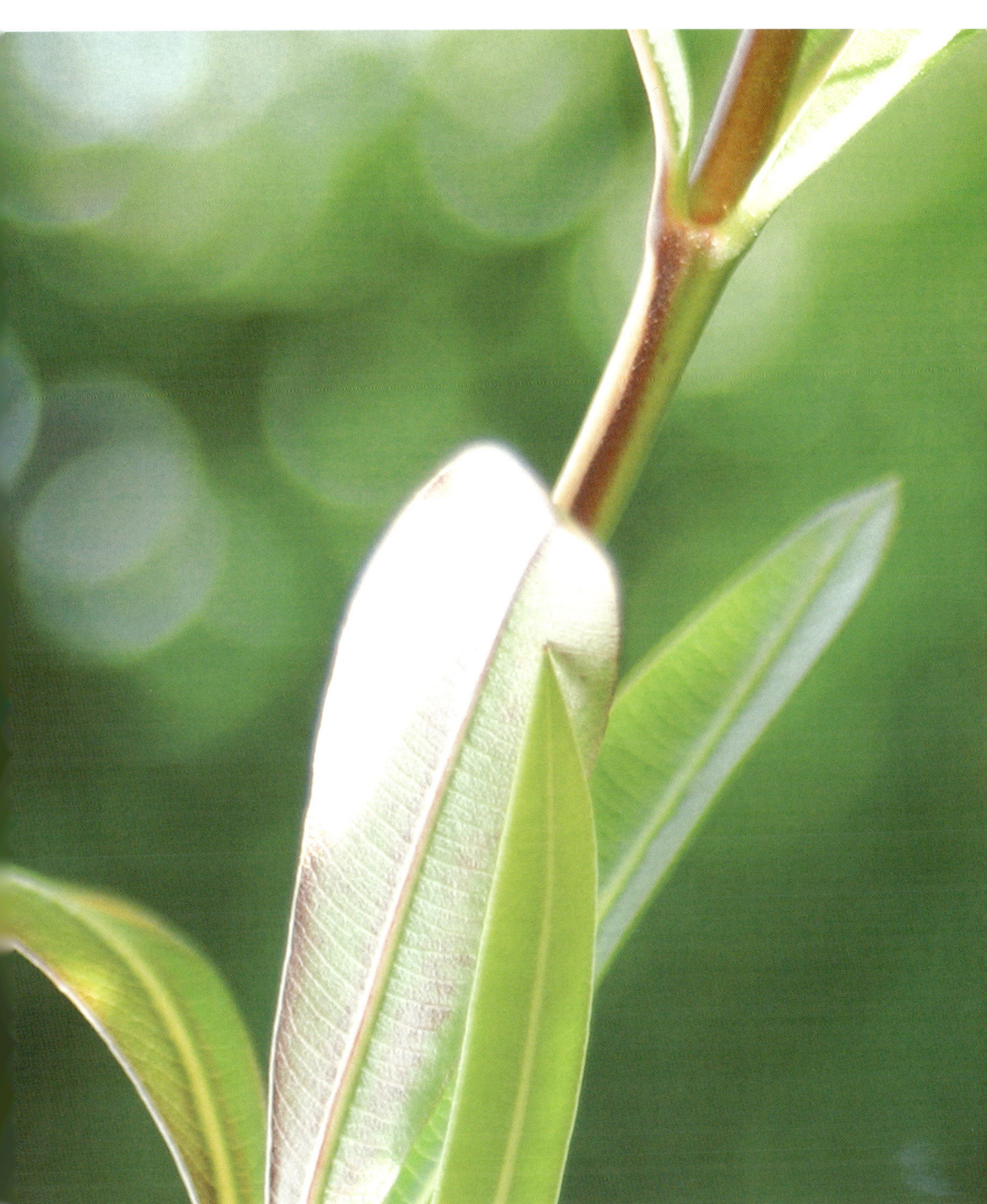

EURE NAHRUNG SEI EUER PHARMAKON,
UND EUER HEILMITTEL SEI EURE NAH-
RUNG. DIE VORNEHMSTE UND WIRKUNGS-
VOLLSTE ART ABER, EUREN INNEREN
ARZT WIRKEN ZU LASSEN, BESTEHT IM
WEGLASSEN ALLER NAHRUNG UND DEM
DAMIT VERBUNDENEN WACHWERDEN WUN-
DERBARER HEILKRÄFTE.

HIPPOKRATES